aid
Wissen in Bestform

W0380877

Inhalt

„Wir werden nicht jeden Tag älter, sondern jeden Tag neu.“

Emily Dickinson

Vorwort

Wir werden mit jedem Tag älter, wir durchlaufen verschiedene Lebensphasen, wir verändern uns. Jeder Lebensabschnitt hat seine eigenen Herausforderungen. Im Alter baut der Körper ab, häufig treten Krankheiten auf und wir müssen Einschränkungen hinnehmen.

Umso wichtiger ist es zu wissen, dass Abbauprozesse und altersassoziierten Veränderungen oft verlangsamt oder hinausgezögert werden können. Dabei spielt die Ernährung eine herausragende Rolle – zusammen mit anderen Faktoren wie z. B. Bewegung und der psychischen Verfassung. Eine gute Ernährung kann dazu beitragen, Krankheiten vorzubeugen, Lebensqualität zu erhalten, sich fit und wohl zu fühlen und leistungsfähig zu bleiben.

Gleichzeitig geht es auch darum, bei vorhandenen Einschränkungen und Krankheiten die Lebensqualität und Selbstständigkeit unter den gegebenen Voraussetzungen bestmöglich zu erhalten.

Diese Broschüre ist ein Ratgeber für Pflegekräfte. Im ersten Teil geht es um Veränderungen, die im Alter auftreten können, und die Grundlagen einer vollwertigen Ernährung. Teil 2 beschreibt von A bis Z verschiedene altersassoziierte Problematiken mit ihren Ursachen, Symptomen und Folgen. Besonders wertvoll sind die vielen praktischen Tipps zu den einzelnen Problemfeldern.

Am Ende der Broschüre finden Sie noch einen Flyer mit einigen Tipps und Ratschlägen, den Sie an die Senioren und Seniorinnen weitergeben können. Dieser ist auch separat erhältlich.

Wir wünschen Ihnen gutes Gelingen bei der Umsetzung!

Ihre aid-Redaktion

Altern

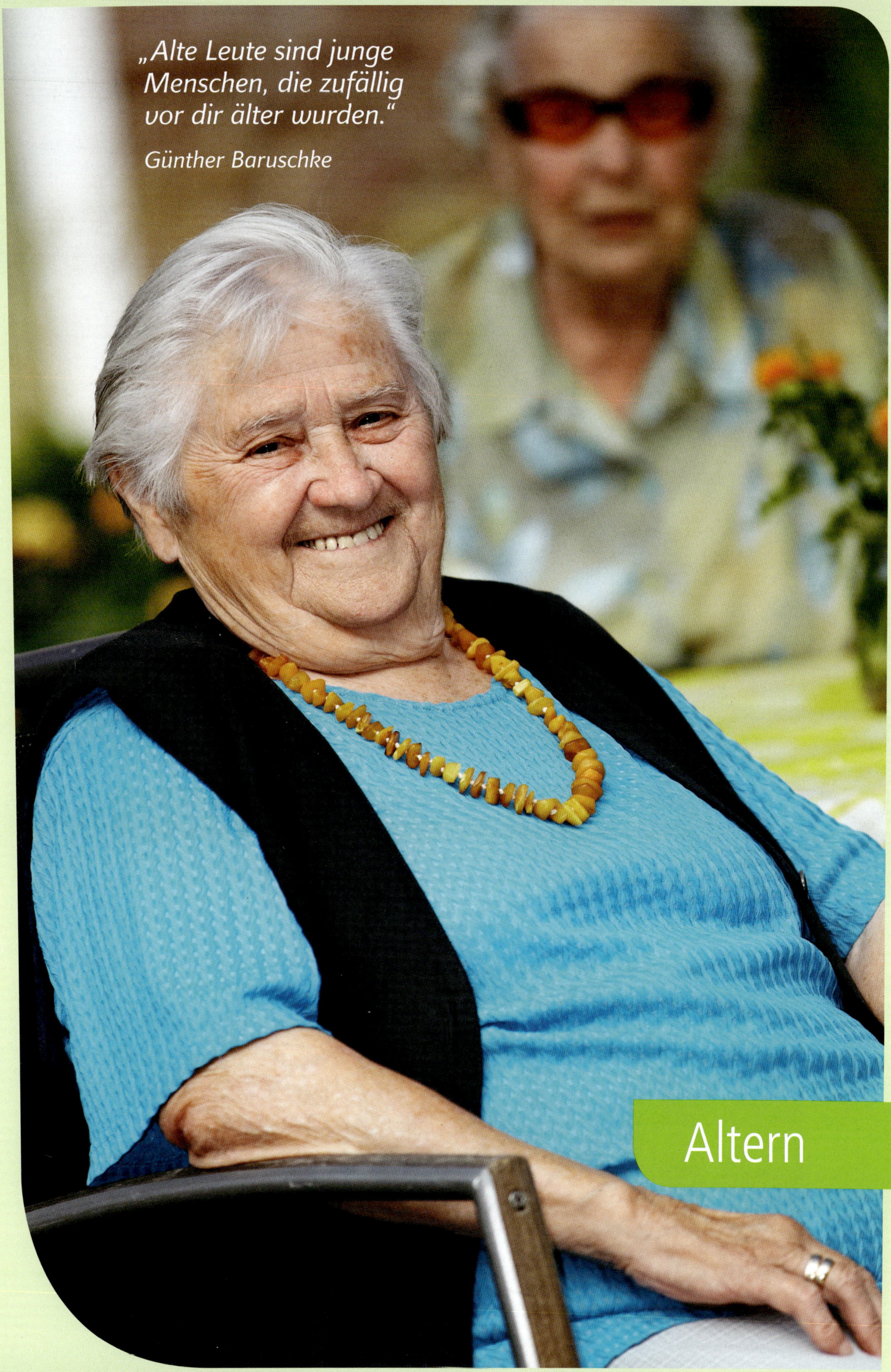

„Alte Leute sind junge Menschen, die zufällig vor dir älter wurden."

Günther Baruschke

Was ist „alt"?

Die Menschen werden immer älter: Laut einem Bericht der Vereinten Nationen von 2012[1] lag der globale Anteil älterer Menschen im Jahr 2000 bei 10 Prozent. Dieser Anteil wird sich gravierend erhöhen und im Jahr 2050 voraussichtlich gut 20 Prozent betragen. Zurückzuführen ist dies auf die rückläufige Geburtenrate sowie die steigende Lebenserwartung durch bessere medizinische Versorgung, ausreichende Nahrungsversorgung und steigende Bildung.

Heute ist in Deutschland annähernd jede fünfte Person über 65 Jahre alt, Bevölkerungswissenschaftler gehen davon aus, dass es im Jahr 2050 etwa jede dritte Person sein wird. Damit gehören die Deutschen zu der ältesten Bevölkerung weltweit.

„Das Alter" umfasst eine große Zeitspanne:	
65 – 74 Jahre	ältere Menschen (junge, aktive Alte)
75 – 90 Jahre	Hochbetagte
90 – 100 Jahre	Höchstbetagte
über 100 Jahre	Langlebige

Quelle: Heseker, H. (2002) Die letzte Lebensphase. Zur Physiologie und Psychologie der Ernährung von Hochbetagten. S. 31–44, in: Spiekermann, U., Schönberger, G. (Hrsg.), Ernährung in Grenzsituationen. Schriftenreihe herausgegeben von der Dr. Rainer Wild-Stiftung, Springer, Heidelberg 2002

Ältere Menschen stellen eine sehr heterogene Gruppe dar – das Alter alleine liefert noch keine Aussage über den körperlichen Zustand. Auch bei gleichem Alter können zwei Menschen unterschiedlich fit sein: So kann ein 50-Jähriger bereits „alt" sein, eine Fülle von Erkrankungen haben und Verhaltensweisen aufweisen, die wir eher bei einem älteren Menschen erwarten würden, während ein anderer vielleicht 80 Jahre alt, aber fit, fidel und sportlich ist.

Auch altert jeder Mensch anders, nimmt das Älterwerden unterschiedlich wahr und geht je nach Einstellung und Lebensumständen unterschiedlich damit um.

Genauso unterschiedlich sind die Bedürfnisse, der Energie- und Nährstoffbedarf, die gesundheitlichen Probleme und die Herausforderungen für die eventuell erforderliche Pflege.

Ernährung und altersbedingte Veränderungen

Altern bringt eine Vielzahl von körperlichen Veränderungen mit sich, darunter zum Beispiel die Abnahme von Muskelmasse und Muskelkraft, eine verminderte Leistungsfähigkeit aller Organe, eine verschlechterte Seh- und Hörfähigkeit oder auch eine reduzierte Hormonproduktion.

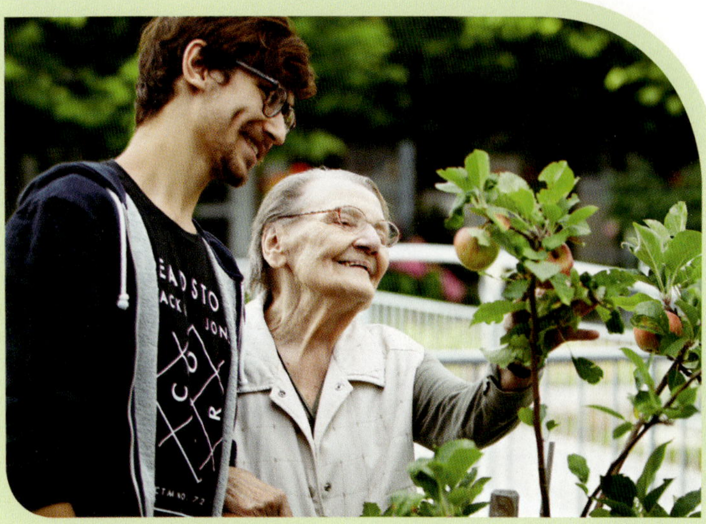

Viele der Veränderungen beeinträchtigen Wohlbefinden, Leistungsfähigkeit, Beweglichkeit und Selbstständigkeit. Oft aber ist es möglich, das Auftreten von Abbauprozessen und altersassoziierten Veränderungen zu verlangsamen oder hinauszuzögern. Und dabei spielt die Ernährung eine wichtige Rolle.

Alter(n)sassoziierte Veränderungen und Ernährungsweise beeinflussen sich gegenseitig.

Einerseits ist eine (langfristig) ausgewogene, bedarfsgerechte Ernährung wichtige Voraussetzung für den langen Erhalt von Gesundheit, Leistungsfähigkeit und Wohlbefinden. Sie kann diverse Veränderungen verhindern oder verlangsamen.

[1]UNFPA and HelpAge International, 2012

Andererseits hat der Alterungsprozess auch Einfluss auf die Nahrungsaufnahme. Es gibt altersassoziierte Veränderungen, die das Ess- und Trinkverhalten zum Teil massiv verändern, beispielsweise Veränderungen im Geschmacksempfinden, Kauprobleme, Abnahme von Appetit und Durstempfinden oder fortgeschrittene körperliche und geistige Funktionseinbußen. In diesen Fällen muss die Ernährung den gegebenen Umständen angepasst werden.

Bedarf contra Bedürfnisse

Essen und Trinken haben unterschiedliche Funktionen:
Auf der einen Seite steht die Versorgung mit Nährstoffen. Die Ernährung muss ausreichend Energie und Nährstoffe liefern, um den Menschen optimal zu versorgen. Dies ist die Voraussetzung für die Aufrechterhaltung aller Körperfunktionen, der Gesundheit und dem Wohlbefinden.

Gleichzeitig aber ist Essen mehr als die bloße Versorgung des Körpers mit den notwendigen Nährstoffen. Essen hat vielerlei Ebenen und Bedeutungen, die alle berücksichtigt werden müssen.

Wir essen, weil ...

- ... es uns schmeckt,
- ... uns Essen Freude bereitet,
- ... wir an einen bestimmten Geschmack der Speisen gewöhnt sind,
- ... wir Nähe, Fürsorge und Geborgenheit beim Essen in Gesellschaft erleben,
- ... wir mit anderen gemeinsam feiern,
- ... wir damit Herkunft und sozialen Status vermitteln,
- ... wir damit unsere Identität ausdrücken können.

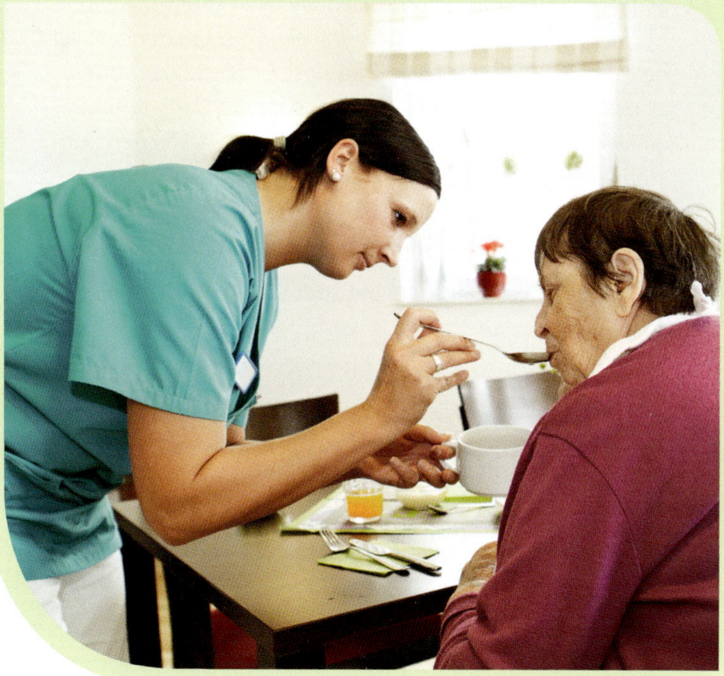

Diese unterschiedlichen Aspekte sind manchmal schwer zu vereinen. Es kann zu widersprüchlichen Meinungen kommen, zum Beispiel wenn der ältere Mensch auf bestimmte Speisen nicht verzichten mag, obwohl sie für ihn aus medizinischer Sicht in der aktuellen Situation weniger geeignet sind. Oder aber der ältere Mensch hat keinen Appetit und isst über längere Zeit zu wenig, um ausreichend mit Nährstoffen versorgt zu sein.

Als Pflegekraft gilt es hier sorgfältig abzuwägen, was im Sinne des zu Pflegenden ist. Es gilt, kreative Lösungen zu finden, die den unterschiedlichen Anforderungen Rechnung tragen und auch individuelle Entscheidungen zuzulassen.

Da sich der körperliche Zustand sowohl positiv wie auch negativ verändern kann – mitunter auch sehr schnell – ist es wichtig, immer wieder neu zu prüfen, wie die optimale Versorgung aussieht.

Essbiografie

Essen ist kulturell geprägt. Menschen lernen über viele Jahre hinweg, welche Speisen in der jeweiligen Kultur üblicherweise verzehrt werden. Dabei können die in einer Kultur gültigen Regeln sehr unterschiedlich sein.

Diese Gewohnheiten und Geschmackserfahrungen werden bereits in der Kindheit geprägt und begleiten uns das ganze Leben lang. Damit steht Essen auch immer in Bezug zur Biografie – es ist Ausdruck von Gewohnheiten, Erinnerungen und Erfahrungen, die im Moment des Essens wieder lebendig werden können.

„In der Sekunde nun, als dieser mit dem Kuchengeschmack gemischte Schluck Tee meinen Gaumen berührte, zuckte ich zusammen und war wie gebannt durch etwas Ungewöhnliches, das sich in mir vollzog. Ein unerhörtes Glücksgefühl, das ganz für sich allein bestand und dessen Grund mir unbekannt blieb, hatte mich durchströmt. Mit einem Schlage waren mir die Wechselfälle des Lebens gleichgültig, seine Katastrophen zu harmlosen Missgeschicken, seine Kürze zu einem bloßen Trug unserer Sinne geworden; es vollzog sich damit in mir, was sonst die Liebe vermag, gleichzeitig aber fühlte ich mich von einer köstlichen Substanz erfüllt: oder diese Substanz war vielmehr nicht in mir, sondern ich war sie selbst. Ich hatte aufgehört, mich mittelmäßig, zufallsbedingt, sterblich zu fühlen."

Aus: Marcel Proust: Auf der Suche nach der verlorenen Zeit

Außerdem sind Essen und Essgewohnheiten auch von der Zeit abhängig, in der man lebt.

Das Lebensmittelangebot wandelt sich durch technische Entwicklungen, wirtschaftliche Ereignisse, politisch-gesellschaftliche Ereignisse sowie Entwicklungen der Lebensmittel-/Ernährungsindustrie.

Der folgende Zahlenstrahl zeigt die wichtigsten Ereignisse, die das Lebensmittelangebot mit beeinflussten.

Ein Mensch, der um 1940 in Deutschland geboren ist, wurde durch die Nachkriegsjahre geprägt, in denen Nahrungsmangel

Technische Ereignisse	Ab 1900 gehört fließendes Wasser in städt. Haushalten zum Standard; Küche: Arbeitsplatz und Funktionsraum; fast alle Küchen verfügen über geschlossene Herde; bis 1918 schichtspezifische Herde; seit 1926 erste Einbauküchen; seit 1959 zunehmende Elektrifizierung
Wirtschaftliche Ereignisse	Sinkende Lebensmittelpreise im Verhältnis zum Realeinkommen …; Börsenkrach, Beginn der Rezession, Arbeistlosigkeit (1929); Währungsreform (1948); Beginn Hochkonjunktur; Rentenreform (1957)
Politisch-gesellschaftliche Ereignisse	Monarchie; 1. Weltkrieg (1914–1918); Machtergreifung Hitlers 2. Weltkrieg (1933–1945); Bundesrepublik; Bau der Berliner Mauer (1961)
Ereignisse in der Lebensmittel-/Ernährungsindustrie	Erfindung des Homogenisators (1900); Der Begriff „Vitamin" wird eingeführt (1913); Erstes Tiefkühlprodukt für Endverbraucher wird produziert (1929); Erste Dosen mit Softdrinks kommen auf den Markt (1948); Lebensmittel-Discounter entstehen; Erstes Fertiggericht (1954)
	1900 · 1910 · 1920 · 1930 · 1940 · 1950 · 1960

herrschte. Er wird in seiner Kindheit vorwiegend regionale und saisonale Gerichte und sehr wenig Fleisch gegessen haben. Als junger Erwachsener erlebte dieser Mensch in den 60er Jahren massive wirtschaftliche und technologische Veränderungen:

- es gibt wieder mehr Lebensmittel,
- es gibt viele neue und stärker verarbeitete Lebensmittel,
- es gibt Lebensmittel aus „Übersee“,
- das verfügbare Einkommen ist höher.

Stellen wir uns vor, dieser Mensch ist nun 80 Jahre alt, lebt in einem Heim, hat gesundheitliche Probleme und keinen Appetit. Wird er dann mit für ihn völlig ungewohnten Speisen konfrontiert, wird er darauf wohl sehr zurückhaltend reagieren.

Dies soll zeigen, wie enorm wichtig es ist, die Essbiografie des Senioren zu erfragen und zu berücksichtigen, seine Gewohnheiten, seine Vorlieben, seine Abneigungen.

Übungsvorschläge zur Essbiografie finden Sie am Ende der Broschüre.

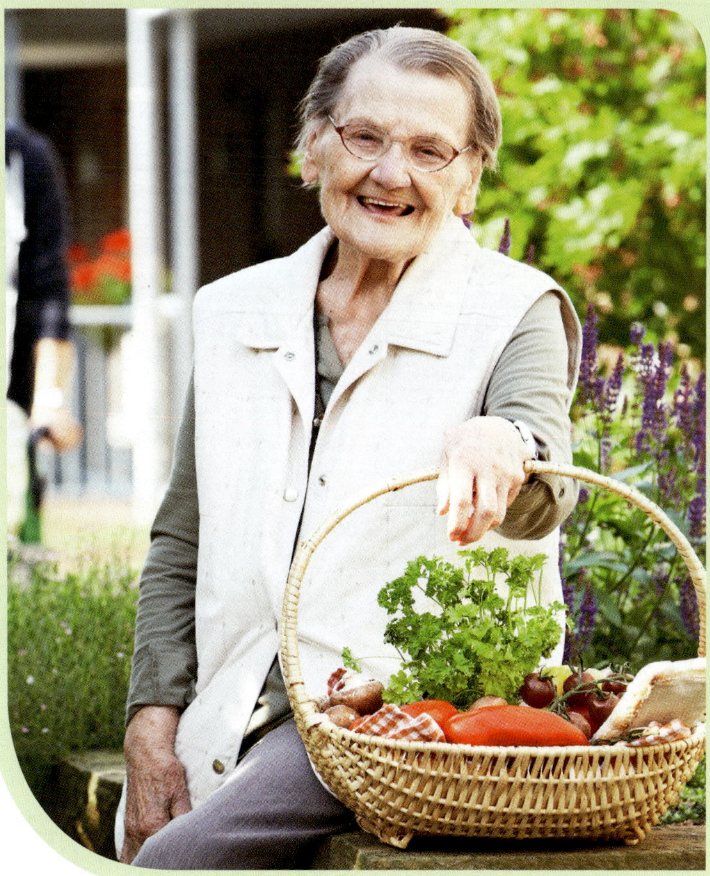

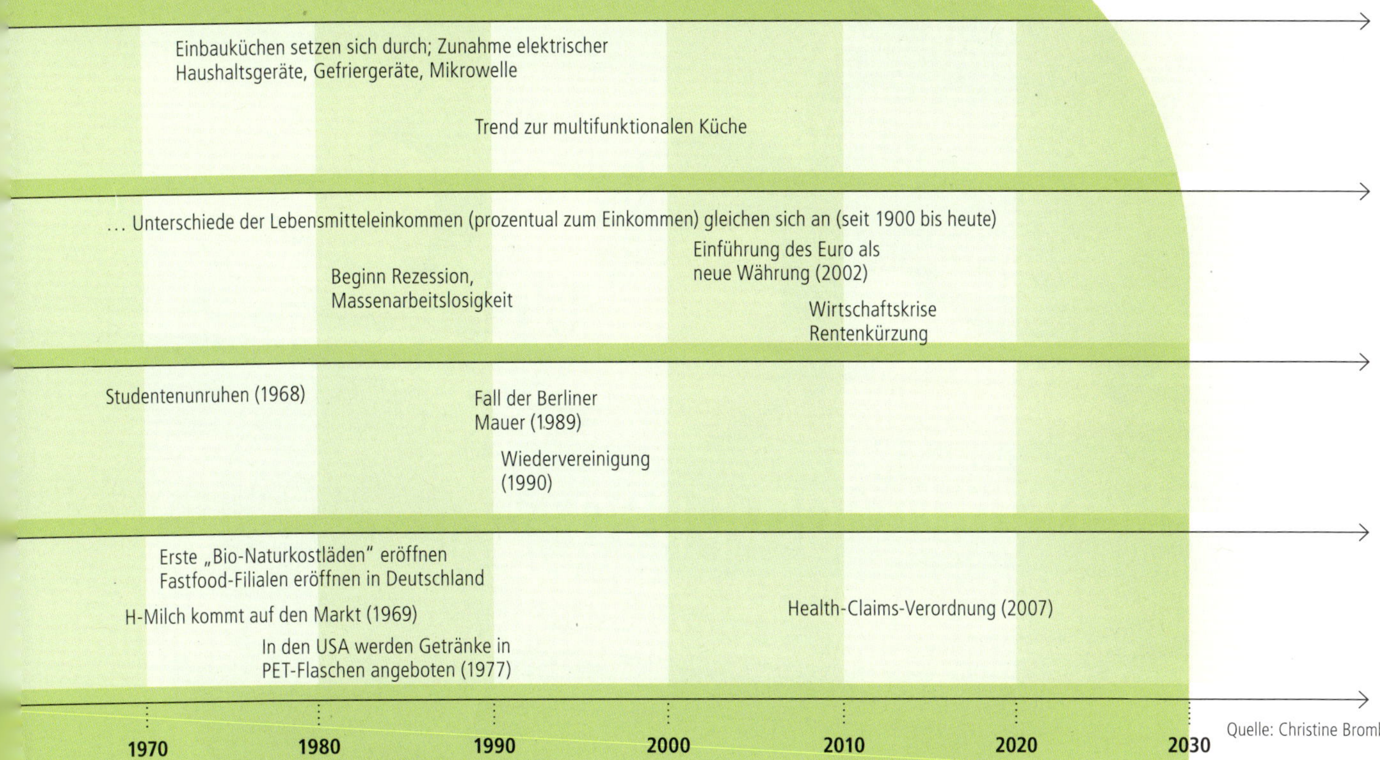
Einbauküchen setzen sich durch; Zunahme elektrischer Haushaltsgeräte, Gefriergeräte, Mikrowelle
Trend zur multifunktionalen Küche
… Unterschiede der Lebensmitteleinkommen (prozentual zum Einkommen) gleichen sich an (seit 1900 bis heute)
Beginn Rezession, Massenarbeitslosigkeit
Einführung des Euro als neue Währung (2002)
Wirtschaftskrise Rentenkürzung
Studentenunruhen (1968)
Fall der Berliner Mauer (1989)
Wiedervereinigung (1990)
Erste „Bio-Naturkostläden“ eröffnen
Fastfood-Filialen eröffnen in Deutschland
H-Milch kommt auf den Markt (1969)
In den USA werden Getränke in PET-Flaschen angeboten (1977)
Health-Claims-Verordnung (2007)
1970
1980
1990
2000
2010
2020
2030

Quelle: Christine Brombach, 2014

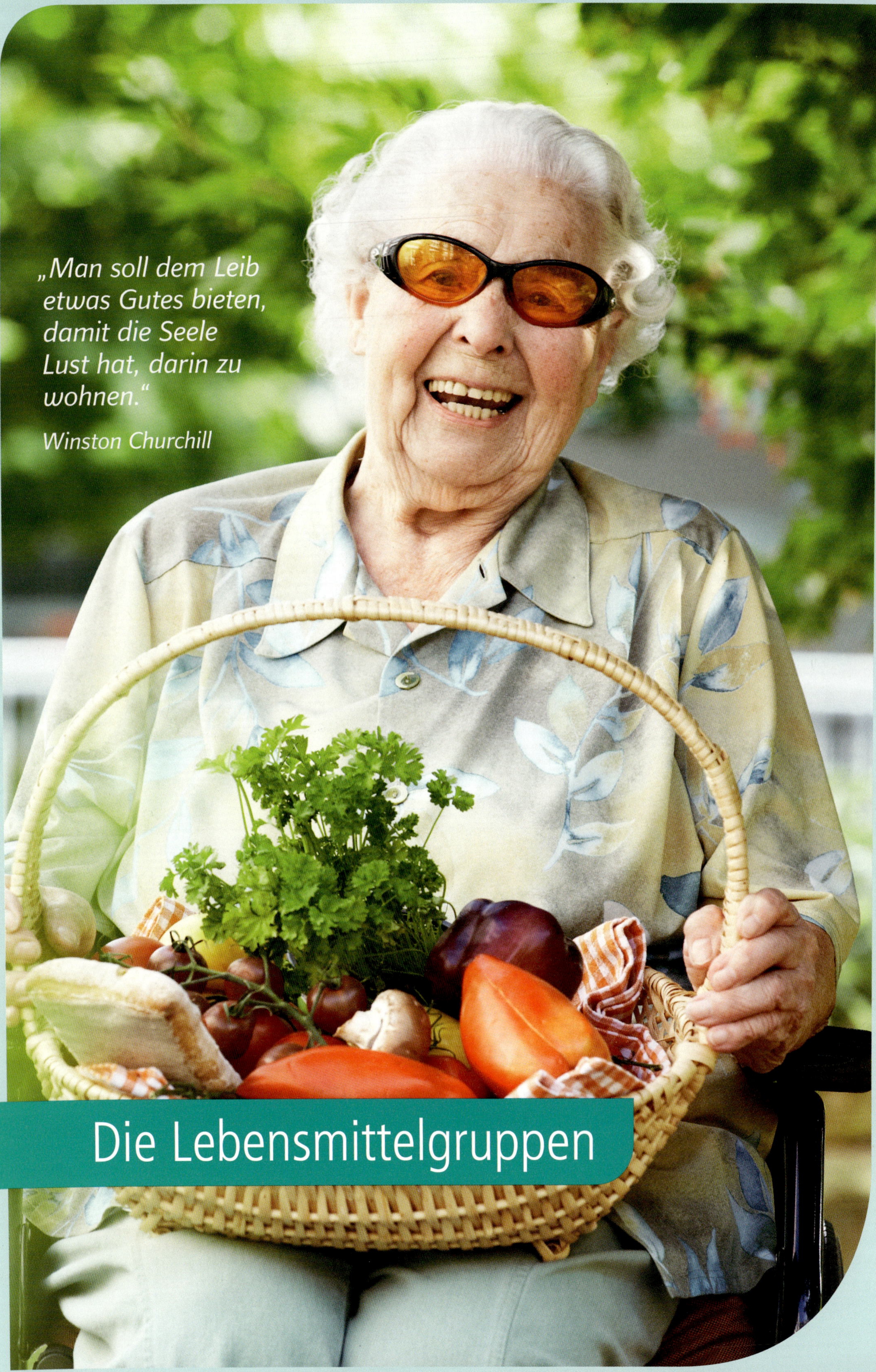

„Man soll dem Leib etwas Gutes bieten, damit die Seele Lust hat, darin zu wohnen.“

Winston Churchill

Die Lebensmittelgruppen

Einleitung

Wir essen nicht einzelne Nährstoffe, sondern Lebensmittel und daraus zubereitete Speisen. Diese enthalten eine Vielzahl verschiedener Nährstoffe in unterschiedlicher Menge. Da im höheren Lebensalter ein unverändert hoher Nährstoffbedarf bei gleichzeitig geringerem Energiebedarf besteht, ist es wichtig, Lebensmittel mit einer hohen Qualität und einem hohen Nährstoffgehalt auszuwählen.

Die aid-Ernährungspyramide gruppiert die Lebensmittel in acht Gruppen. Diese werden nachfolgend vorgestellt und mit speziellen Hinweisen für Senioren ergänzt.

Getränke

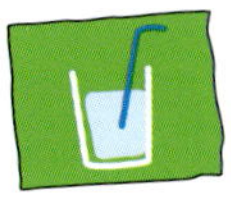

Die Gruppe der Getränke setzt sich aus Mineralwasser, Leitungswasser, ungesüßtem Kräuter- und Früchtetee und stark verdünnten Säften zusammen. Auch bis zu vier kleine Tassen Kaffee oder schwarzer Tee sind hier angesiedelt. Kalorienhaltige Getränke werden anderen Lebensmittelgruppen zugeordnet – da sie aufgrund ihres Endergiegehaltes nicht als Getränk wahrgenommen werden sollen.

- Limonaden enthalten viel Zucker und zählen daher zu den Extras.
- Unverdünnte Obstsäfte werden aufgrund ihres Zucker-/Energiegehaltes zur Gruppe Obst/Gemüse gezählt

Im Alter kann es je nach Ernährungszustand und Bedürfnissen des alten Menschen durchaus notwendig sein, andere Prioritäten zu setzen. Dann kann es sinnvoll sein, auch unverdünnte Säfte oder sogar Limonaden zu den Getränken zu zählen.

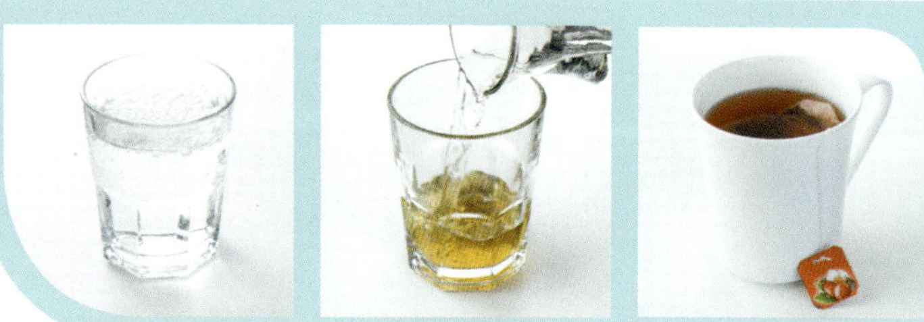

Obst und Gemüse

Gemüse und Obst sind wichtige Lieferanten für Vitamine, Mineralstoffe, Ballaststoffe und sekundäre Pflanzenstoffe. Gleichzeitig enthalten sie viel Wasser sowie kein Fett. Vor allem Gemüse ist sehr kalorienarm, während Obst durch den darin enthaltenen Zucker mehr Energie enthält.

- Wechseln Sie ab: Gemüse kann sowohl roh als auch gekocht oder als Salat verzehrt werden. Achten Sie dabei auf individuelle Vorlieben, Kaufähigkeit und Verträglichkeit.
- Blanchieren oder Dünsten macht Gemüse und Obst verträglicher und leichter kaubar – ggf. kann auch längeres Dünsten erforderlich sein.
- Entfernen Sie harte und zähe Stellen. Die Schale ist oft hart und schwer zu kauen.
- Hülsenfrüchte können blähend wirken, daher sollte man den Verzehr auf die Verträglichkeit abstimmen.

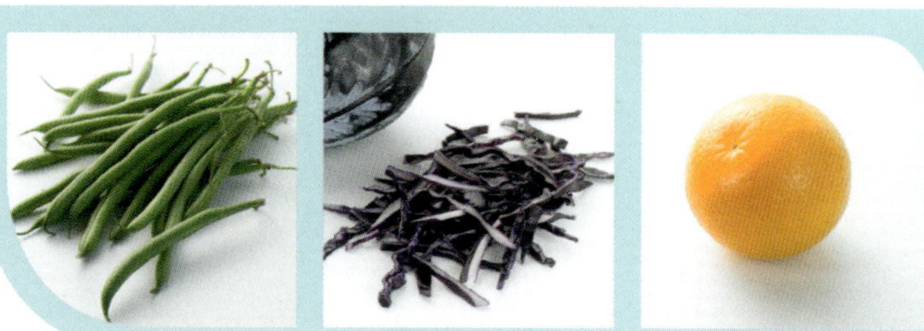

Brot, Getreide und Beilagen

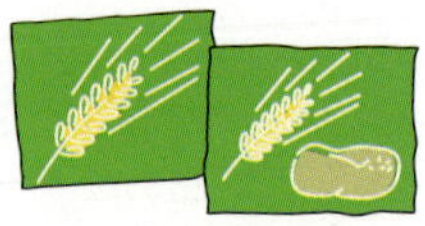

Brot, Getreide und Beilagen sind die Hauptlieferanten von Kohlenhydraten, Ballaststoffen sowie von vielen Vitaminen und Mineralstoffen. Zu den wichtigsten Getreidearten zählen bei uns Weizen, Roggen, Gerste, Hafer, Reis und Dinkel. Außerdem enthalten sie auch wertvolles pflanzliches Eiweiß.

Getreideprodukte sind Brot, Nudeln, Reis, Graupen, Grieß, Haferflocken etc. Wegen ihres deutlich höheren Ballaststoffgehalts sind Vollkornprodukte zu bevorzugen, wenn sie vertragen und akzeptiert werden. Ganze Körner sind für Ältere oft schwer zu kauen bzw. problematisch für Gebissträger. Jedoch gibt es Vollkornbrot nicht nur mit ganzen Körnern, sondern auch aus fein vermahlenem Vollkornmehl.

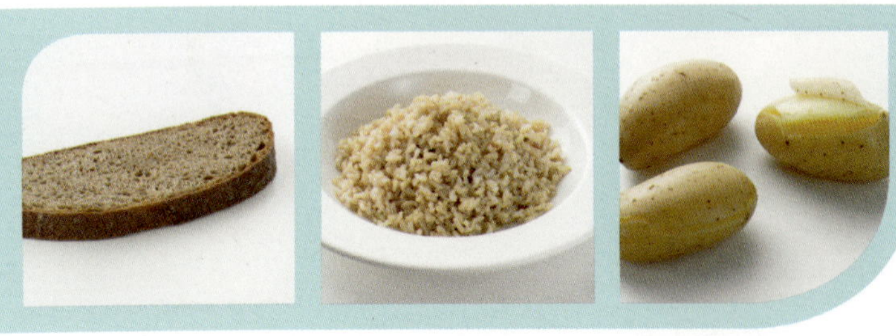

Kartoffeln zählen zu den wichtigsten Grundnahrungsmitteln. Sie sind reich an Kohlenhydraten und Mineralstoffen – vor allem Kalium, Magnesium – und Vitamin C.

Milch und Milchprodukte

Milch und Milchprodukte sind sehr wertvolle Nährstofflieferanten: Sie sind die wichtigste Kalziumquelle, das Milcheiweiß besitzt eine hohe biologische Qualität, das Milchfett ist leicht verdaulich und der Milchzucker wirkt sich positiv auf die Darmtätigkeit aus.

Zu den Milchprodukten gehören z. B. Jogurt, Quark, Käse und Dickmilch.

- Wenn der ältere Mensch Trinkmilch nicht mag oder verträgt, können Sie ihm stattdessen Jogurt oder Quark anbieten oder auch aus Milch hergestellte Cremes, Puddings oder Süßspeisen.

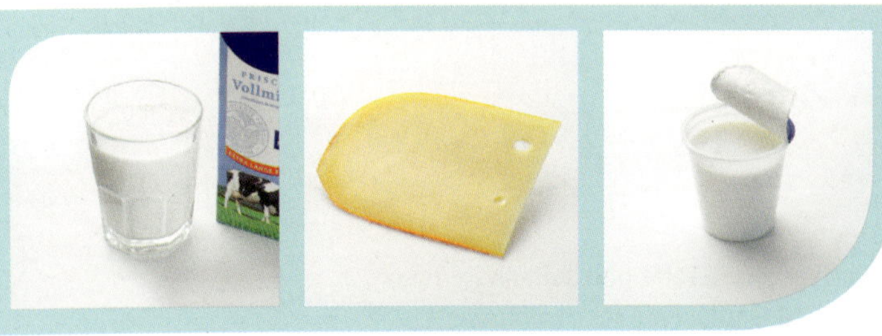

- Im höheren Alter tritt häufig eine Milchzuckerunverträglichkeit auf – in diesem Fall muss die Ernährung entsprechend dem Ausmaß der Unverträglichkeit angepasst werden (siehe Kapitel Milchzuckerunverträglichkeit).
- Grundsätzlich sind fettarme Milch und Milchprodukte zu bevorzugen. Aber je nach Ernährungszustand und Bedürfnissen können für Pflegebedürftige auch fettreiche Produkte sinnvoll sein.

Fisch, Fleisch, Wurst, Eier

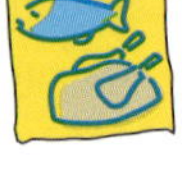

Fleisch liefert vor allem Eiweiß und Fett, Vitamine und Mineralstoffe. Es enthält je nach Tierart, Rasse, Alter, Fütterung und die Art des verwendeten Teilstücks recht unterschiedliche Nährstoffmengen. Besonders zu erwähnen ist der hohe Gehalt an Eisen, das zudem sehr gut verwertbar ist.

Fleischprodukte wie Wurst und Schinken haben in Abhängigkeit der verwendeten Zutaten einen sehr unterschiedlichen Nährwertgehalt. Häufig ist Wurst sehr fett- und salzhaltig.

Geflügel (Hühner, Enten, Gänse, Puten, Perlhühner, Wachteln) hat in der Regel fettärmeres Fleisch als Rind- oder Schweinefleisch (Ausnahmen sind Mastgänse und Enten). Es enthält ebenfalls wertvolles Eiweiß, Mineralstoffe und Vitamine, jedoch weniger Eisen. Da Geflügelfleisch leichter zu kauen ist, ist es für ältere Menschen gut geeignet.

Fische sind wertvolle Eiweißlieferanten. Schon mit 200 g Fischfilet wird ein Großteil des täglichen Eiweißbedarfs gedeckt. Eine herausragende Aufgabe nehmen Seefische bei der Jodversorgung ein. Außerdem enthält das Fett der Seefische mehrfach ungesättigte Fettsäuren, die eine positive Wirkung auf den Stoffwechsel haben. Generell sollte Fisch aus nachhaltiger Fischerei mit dem MSC-Siegel beziehungsweise aus nachhaltiger Aquakultur bevorzugt werden.

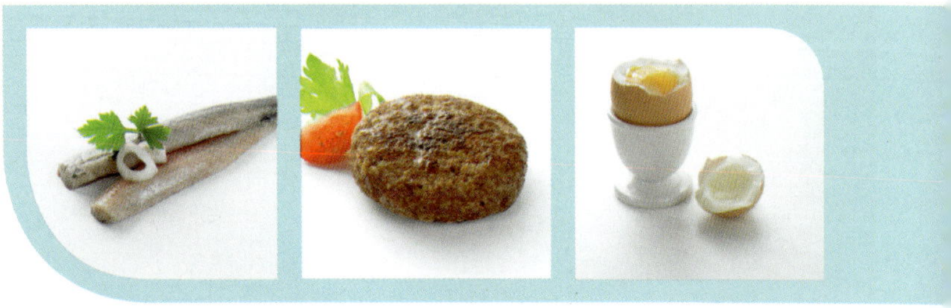

Eier besitzen wertvolle Nährstoffe. Das enthaltene Eiweiß ist von hoher biologischer Wertigkeit. Das Eiklar enthält kaum Fett, der Dotter hingegen ist fettreich und enthält fettlösliche Vitamine.

Fette und Öle

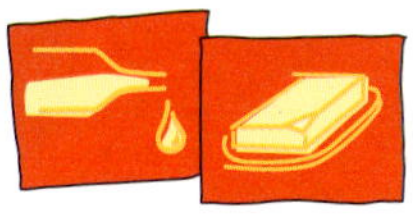

Fette liefern die fettlöslichen Vitamine A, D, E, und K. Sie sind unsere energiereichsten Lebensmittel. Pflanzliche Fette (meist Öle) enthalten mehrfach ungesättigte Fettsäuren, die der Körper braucht, aber nicht selbst bilden kann, nämlich Linol- und Linolensäure. Eine sehr günstige Zusammensetzung enthalten zum Beispiel Maiskeim-, Weizenkeim-, Soja-, Distel-, Raps-, Oliven- und Walnussöl. Als Streichfett eignen sich sowohl Butter als auch Margarine.

Aufgrund ihres Fettgehalts werden Nüsse und Samen auch zu den Fetten & Ölen gezählt. Sie sind wertvolle Eiweiß-, Fettsäure- und Mineralstofflieferanten. Im Handel gibt es verschiedene Nüsse, die roh, geröstet, ungesalzen oder auch gewürzt genossen werden können.

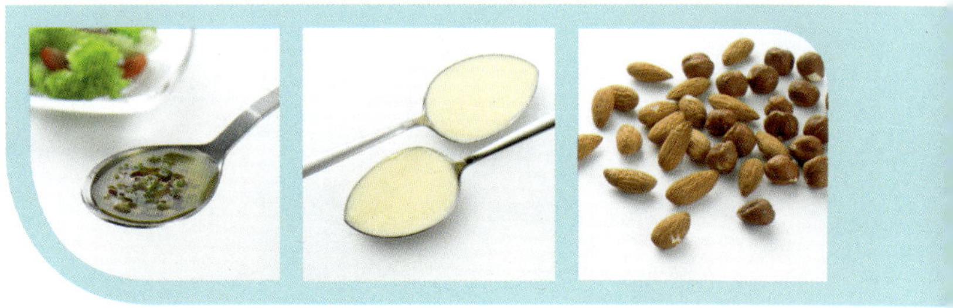

Bei Kau- und Schluckbeschwerden und für Gebissträger sind Nüsse und Samen häufig problematisch. In diesen Fällen müssen die Nüsse sehr fein gemahlen werden.

Extras

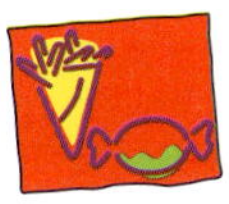

Extras gehören zum Leben und Wohlbefinden dazu, ein Glas Bier oder Wein am Tag oder auch eine kleine Süßigkeit verschönern den Tag. Genuss gehört zum Leben dazu und ist wichtig!

Allerdings sollte darauf geachtet werden, ob sich etwaige Medikamenteneinnahme und Alkohol vertragen.

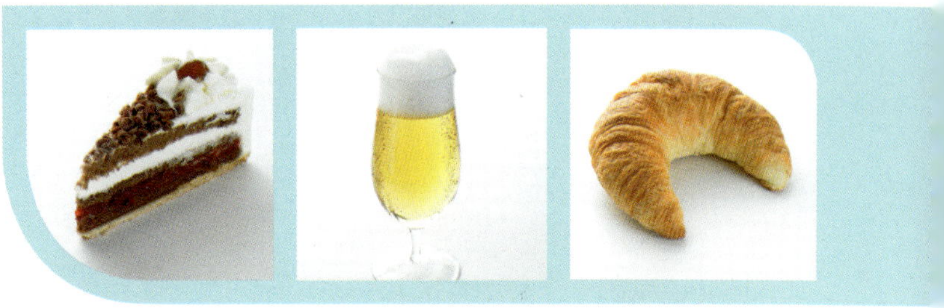

„Aber kein Genuss ist vorübergehend, denn der Eindruck, den er hinterlässt, ist bleibend.“

Johann Wolfgang von Goethe

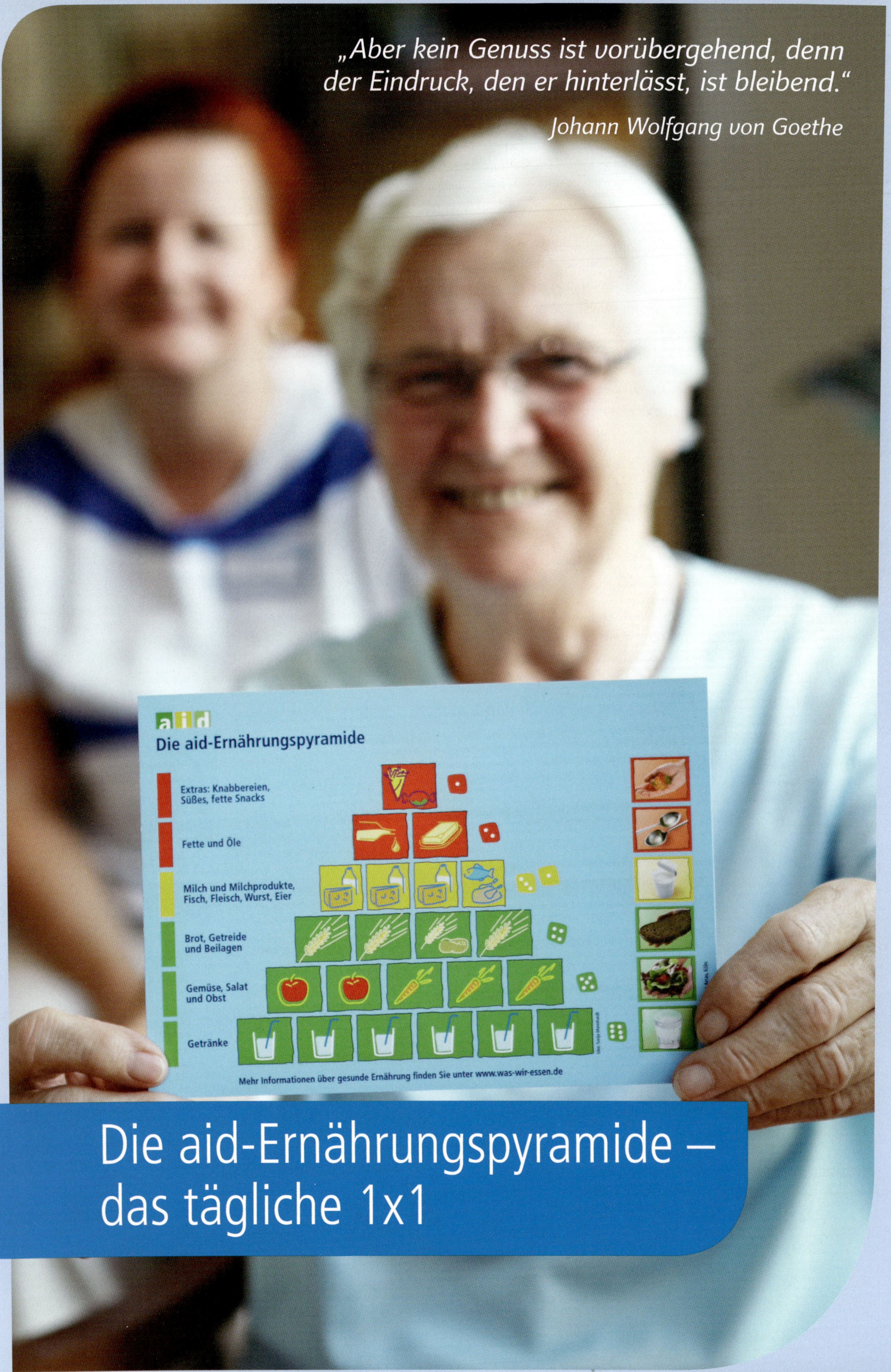

Die aid-Ernährungspyramide – das tägliche 1x1

Die aid-Ernährungspyramide ist ein einfaches und praxisorientiertes Modell, das zeigt, wie sich eine vollwertige, ausgewogene Ernährung zusammensetzt. Sie fasst die Lebensmittel nach ihrer Nährstoffzusammensetzung zu acht Lebensmittelgruppen zusammen, die durch Symbole dargestellt werden.

Reichlich, mäßig, sparsam

Die Ampelfarben zeigen, dass aus den unteren Lebensmittelgruppen der Pyramide viel, aus den mittleren Gruppen mäßig und aus den oberen Lebensmittelgruppen sparsam gegessen werden sollte. Jeder Baustein der Pyramide steht für eine Portion. Insgesamt ergeben sich also 22 Lebensmittelportionen, die täglich verzehrt werden sollen/können:

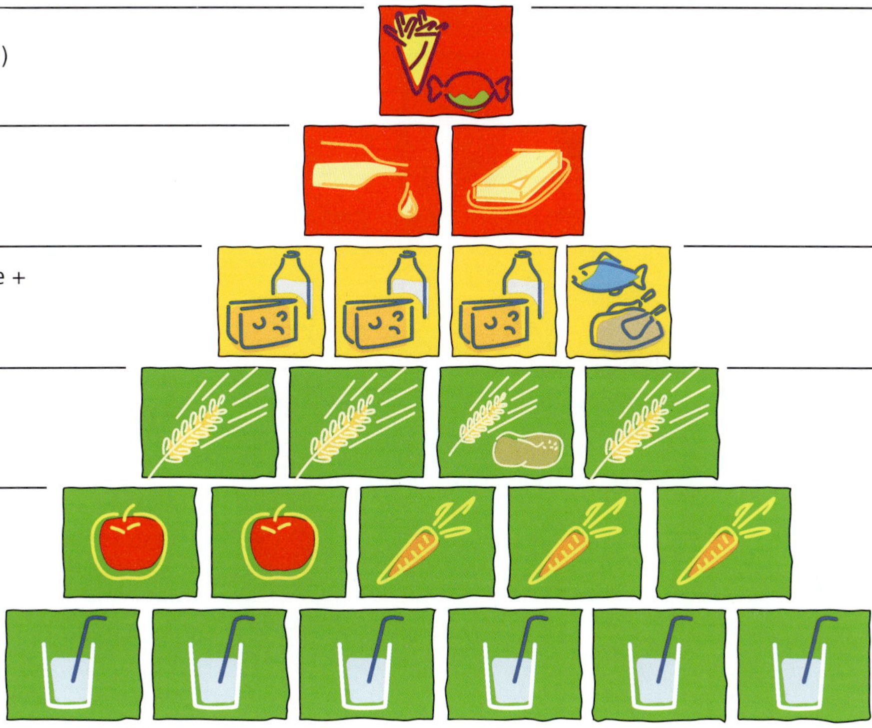

1 Portion Extras
(Süßes, fette Snacks und Alkohol)

2 Portionen
Fette und Öle

3 Portionen Milch/Milchprodukte +
1 Portion Fleisch/Wurst/Fisch/Ei

4 Portionen Brot,
Getreide, Beilagen

5 Portionen Obst
und Gemüse

6 Portionen
Getränke

Sparsamer Verzehr

Mäßiger Verzehr

Reichlicher Verzehr

Idee: Sonja Mannhardt, © aid infodienst

Wie viel ist eine Portion?

Jeder Mensch hat einen individuellen Nährstoff- und Energiebedarf. Deshalb verwendet die aid-Ernährungspyramide die eigene Hand als einfache Messhilfe. Sie ist individuell, sie wächst mit und sie berücksichtigt somit den je nach Alter und Geschlecht unterschiedlichen Bedarf: große Hände – große Portion, kleine Hände – kleine Portion.

Grundsätzlich gilt: 1 Portion = 1 Hand voll. Ausnahmen sind kleinstückige Lebensmittel wie Beeren, Erbsen, Haferflocken, Reis etc. Hier bilden zwei Hände, zur Schale zusammengelegt, eine Portion.

1 Portion Getränke

1 Glas voll (ca. 250 ml)

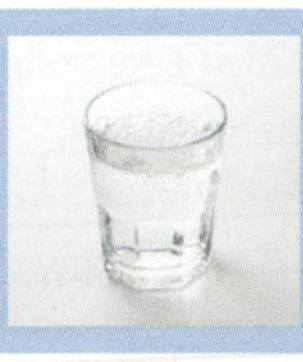

1 Portion Obst und Gemüse

1 Apfel,
2 Hände voll Kirschen,
1 Kohlrabi

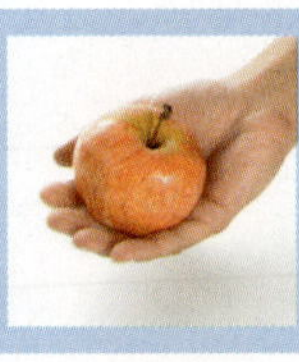
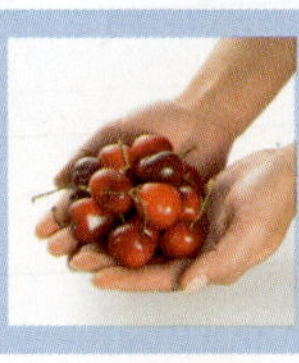
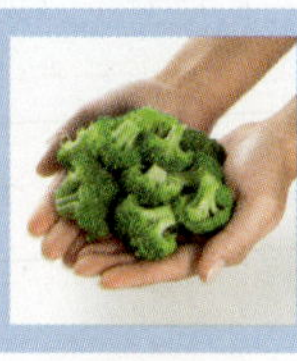

1 Portion Brot, Getreide, Beilagen

1 große Scheibe Brot,
2 Hände voll gekochter Reis,
2 Hände voll gekochte Nudeln

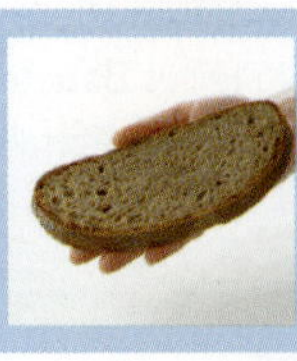
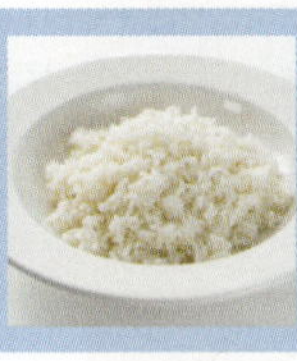
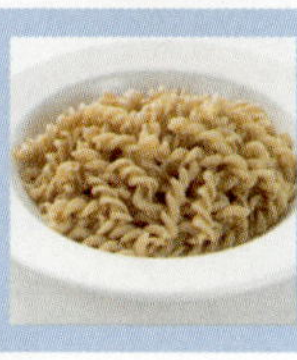

3 Portionen Milch und Milchprodukte

1 Glas voll (ca. 250 ml),
1 Becher (ca. 150 g),
1 Scheibe

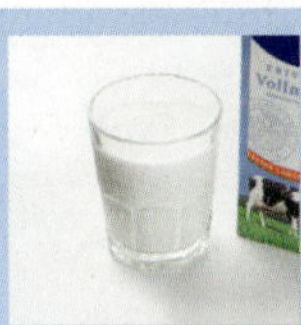
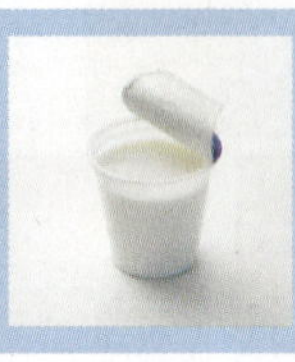
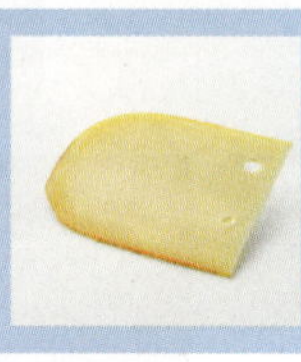

1 Portion Fleisch, Fisch

1 Handteller

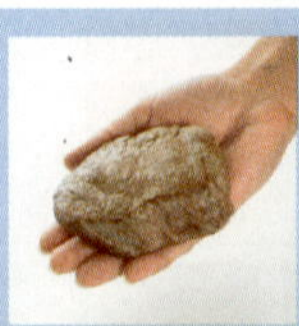

1 Portion Wurst

ca. 2 Scheiben

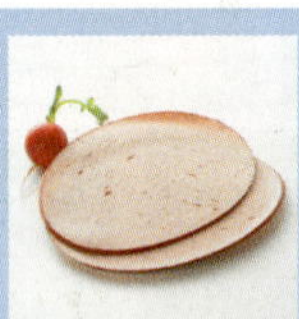

2 Portionen Fette, Öle

1,5 – 2 Esslöffel

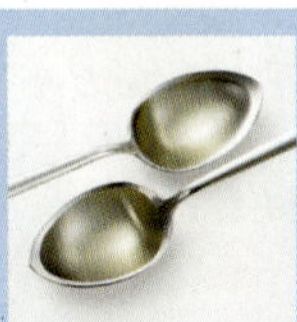

1 Portion Extras

1 Hand voll oder 1 Glas

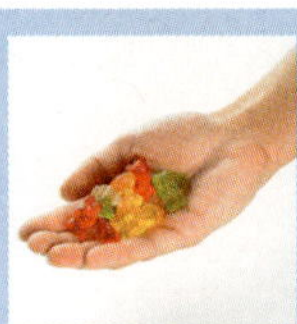

Diese 22 Lebensmittelbausteine müssen jedoch nicht jeden Tag exakt erreicht werden – es reicht aus, wenn der Wochendurchschnitt stimmt.

Hinweise zu Medien mit weiteren Informationen zur aid-Ernährungspyramide und deren Anwendung/Einsatz finden Sie am Ende der Broschüre und unter www.aid.de/ernaehrung/medien_beratung.php.

Mahlzeiten planen

Menschen sind soziale Wesen und haben zu allen Zeiten und in allen Kulturen gemeinsam gegessen. Mahlzeiten haben eine wichtige Funktion: sie strukturieren den Tag, geben Halt, vermitteln Bedeutsamkeit, Zugehörigkeit und zeigen die Zeit an (Tageszeit, Saisonalität). Die gemeinsame Mahlzeit ist Teil der Wertschätzung und Aufmerksamkeit, die wir einer zu pflegenden Person entgegenbringen können. Häufig ist das gemeinsame Essen die einzige soziale Zeit, die mit anderen verbracht wird. Das Reden und Zusammensein ist dabei ebenso wichtig wie das Essen an sich.

Bei der Ernährungsversorgung älterer Menschen hat es sich bewährt, zusätzlich zu den drei Hauptmahlzeiten auch noch Zwischenmahlzeiten, wie das 2. Frühstück und eine Nachmittags- oder Spätmahlzeit anzubieten.

Wann eine Mahlzeit angeboten wird, ist von unterschiedlichen Faktoren abhängig. Zum einen richtet sich der Zeitpunkt nach den Vorlieben und Gewohnheiten des zu Pflegenden. Nicht jeder wünscht sich seine Mahlzeiten zu vorgegebenen Zeiten, sondern möchte sich nach dem eigenen Bedürfnis richten. Andererseits ist es in einer Institution, aber auch im Privathaushalt nicht immer möglich, die individuellen Wünsche in vollem Umfang zu berücksichtigen.

Feste Essenszeiten

- ermöglichen Planung
- strukturieren den Tag
- ermöglichen eine leichtere Erfassung der Lebensmittelaufnahme durch das Pflegepersonal

Flexible Essenszeiten

- können sich den Vorlieben und Abneigungen der zu Pflegenden anpassen
- lassen spontane Tagesgestaltungen zu

Nahrungsergänzungsmittel

Viele ältere Menschen machen sich Sorgen, ob sie genügend Nährstoffe aufnehmen. Manche greifen dann zu Nahrungsergänzungsmitteln. Dies können beispielsweise **Kapseln**, **Tabletten** oder **Brausetabletten** sein, die Vitamine oder Mineralstoffe isoliert oder miteinander kombiniert enthalten.

Nahrungsergänzungsmittel sind bei ausreichender und ausgewogener Ernährung überflüssig, eventuell sogar nachteilig.

Es gibt aber auch Situationen, in denen die Einnahme von Nahrungsergänzungsmitteln sinnvoll sein kann – nämlich dann, wenn eine deutliche Unterversorgung besteht, beispielsweise bei bestimmten Erkrankungen. Die Einnahme von Nahrungsmittelergänzungsmitteln sollte unbedingt mit dem Arzt abgestimmt sein und nur dann erfolgen, wenn sie in einen Gesamtbehandlungsplan integriert ist.

Tipps

- Dokumentieren Sie die eingenommenen Nahrungsergänzungsmittel.
- Versuchen Sie die Gründe für die Einnahme herauszufinden, zum Beispiel Unsicherheit, Sorge, Gewohnheit …
- Prüfen Sie, ob es möglich ist, auf Nahrungsergänzungsmittel zu verzichten indem Sie die Lebensmittelauswahl verändern, um auf diesem Weg die Nährstoffversorgung zu verbessern (z. B. Obst statt Vitamin C, Milch- und Milchprodukte statt Kalzium).

Trinknahrung

Trinknahrung liefert Energie und alle Nährstoffe. Sie ist in trinkfertiger, flüssiger Form in verschiedenen Geschmacksrichtungen erhältlich und empfiehlt sich bei Unterernährung oder um bei ungenügender Nahrungsaufnahme (trotz aller Bemühungen um eine ausreichende Ernährung) die Nährstoffversorgung zu gewährleisten.

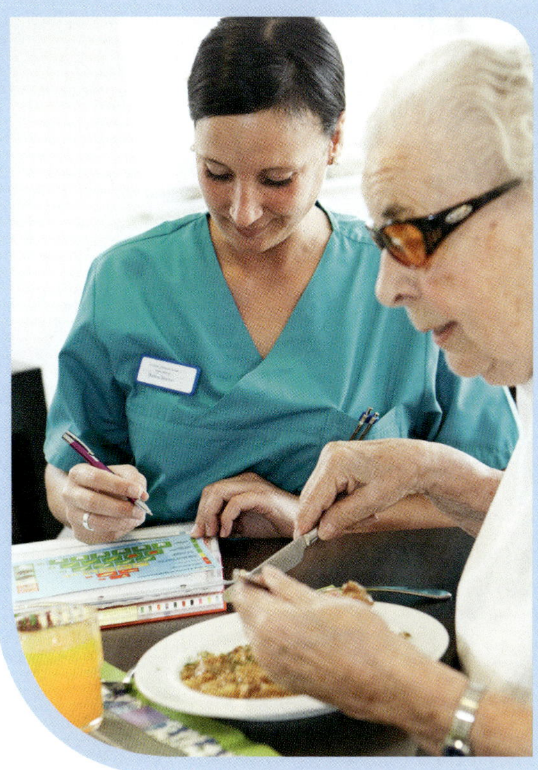

Die Ernährung beobachten

Mangelernährung ist eine der größten Herausforderungen des Alters. Daher sollten Sie die Ernährung/Versorgung des Seniors gut im Auge behalten. Häufig verändert sich das Ernährungsverhalten im höheren Lebensalter schleichend und unauffällig: es wird weniger gegessen und die Auswahl an Lebensmitteln wird meist unbewusst begrenzt.

Um einen Überblick über die Ernährungsweise der zu betreuenden Person zu erhalten, können die verzehrten Lebensmittel und Gerichte über mehrere Tage, im Idealfall eine Woche inklusive Wochenende, mithilfe eines Ernährungsprotokolls dokumentiert werden. Ein einfaches und für die Praxis taugliches Instrument ist das Pyramidentagebuch. Eine Kopiervorlage finden Sie am Ende der Broschüre.

Tragen Sie in die Vorlage ein, wie viele Portionen und aus welcher Lebensmittelgruppe etwas gegessen oder getrunken wurde. Bereits nach wenigen Tagen erhalten Sie einen Überblick, ob die Ernährungsweise alle Lebensmittelgruppen abdeckt und ob ausreichend getrunken wird. Wichtig ist es, dass im Mittel eine ausgewogene Zufuhr erreicht wird, d. h. es kann an einem Tag ruhig weniger, dafür an einem anderen mehr gegessen werden. Über etwa eine Woche betrachtet sollten die empfohlenen Mengen (im Durchschnitt) erreicht werden. Das gilt jedoch nicht für die Getränke – da sollte es jeden Tag „stimmen".

Wenn es keine Möglichkeit gibt, die Ernährung mit der aid-Pyramide zu dokumentieren, ist auch eine noch weiter vereinfachte Protokollierung möglich. Beobachten und notieren Sie, wie viel einer Mahlzeit übrig bleibt. Ist noch die Hälfte des Essens übrig? Oder ein Viertel? Dieses Blitzprotokoll ist zwar nicht sehr genau, aber dafür mit sehr geringem Aufwand verbunden.

Falls zu wenig Nahrung aufgenommen wird, muss dies in jedem Fall mit dem zu Pflegenden, seinen Angehörigen und dem zuständigen Arzt angesprochen werden.

Ein Tagesbeispiel				X bisher X neu hinzu
Frühstück	1 Portion 1 1 Portion 1 Portion 1 Tasse	Müsli Banane Nüsse Milch Kaffee, Tee oder Mineralwasser	1 x Getreide 1 x Obst 1 x Fette & Öle 1 x Milch und Milchprodukte 1 x Getränk	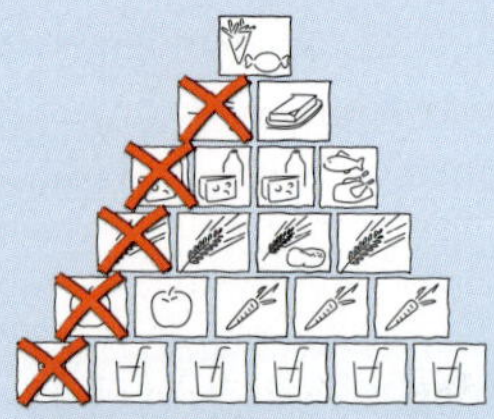
Zwischenmahlzeit	1 Portion 1 Portion 1 Tasse	Quark Gurke, Tomate Kaffee, Tee oder Mineralwasser	1 x Milch und Milchprodukte 1 x Gemüse 1 x Getränke	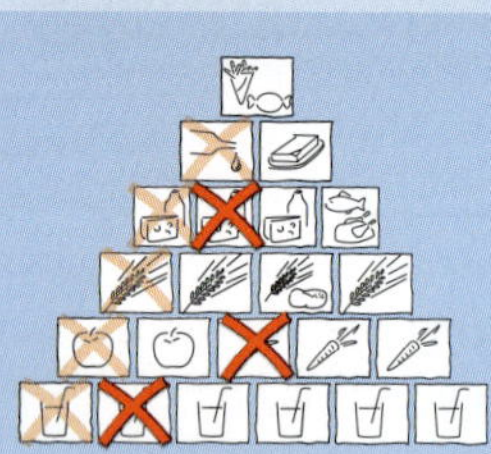
Mittagessen	1 Portion 1 Portion 1 Portion ½ Portion 1 Glas	Gemüse Kartoffeln Fisch/Fleisch/Eierspeise Öl Mineralwasser/Tee	1 x Gemüse 1 x Getreide/Beilage 1 x Fleisch, Fisch, Wurst, Ei ½ x Fette & Öle 1 x Getränke	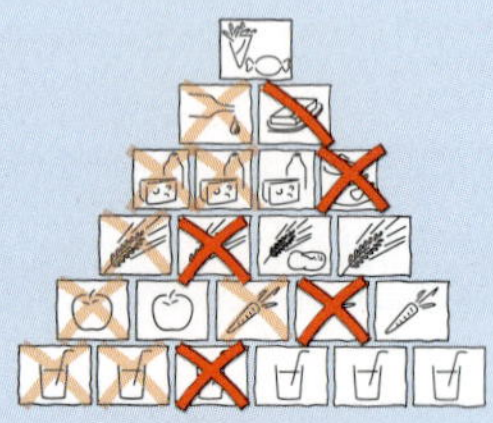
Zwischenmahlzeit	1 Stück 1 1 Tasse	Obst Jogurt Kaffee, Tee oder Mineralwasser	1 x Obst 1 x Milch und Milchprodukte 1 x Getränke	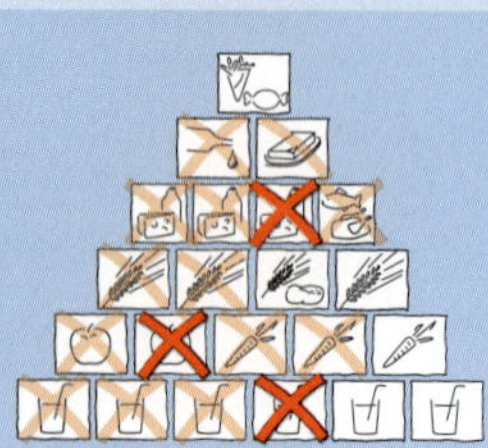
Abendessen	2 Scheiben ½ Portion 1 Portion 2 Tassen	Brot Butter Salat Tee, Wasser	2 x Getreide ½ x Fette & Öle 1 x Gemüse 2 x Getränke	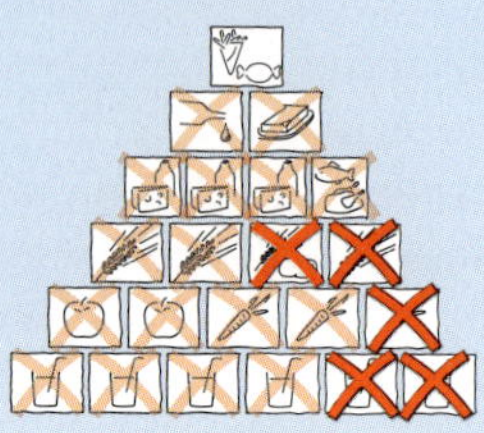

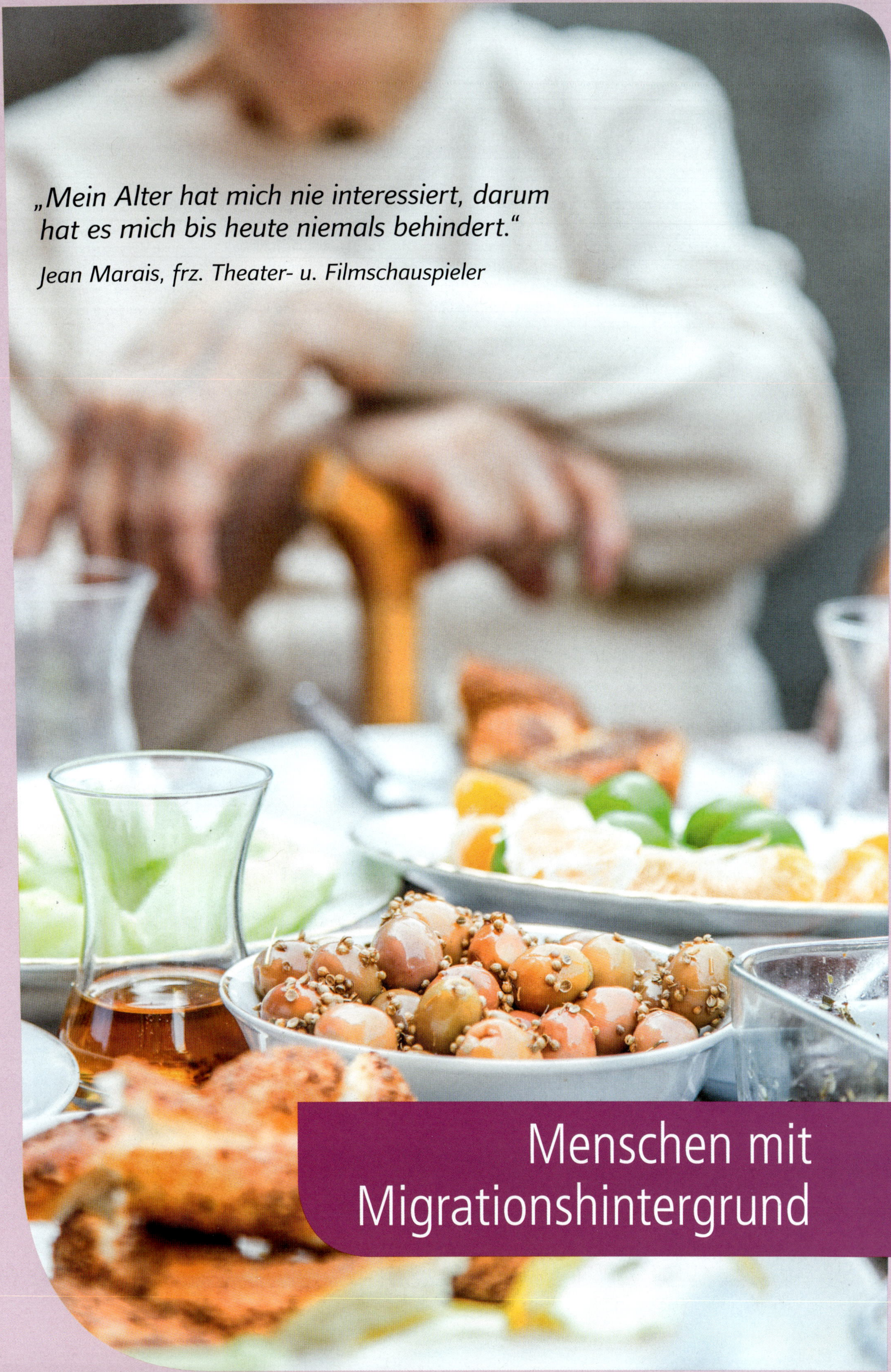

„Mein Alter hat mich nie interessiert, darum hat es mich bis heute niemals behindert.“

Jean Marais, frz. Theater- u. Filmschauspieler

Menschen mit Migrationshintergrund

Andere Länder, andere Sitten

Rund 20 % bis 25 % der in Deutschland lebenden Menschen haben einen Migrationshintergrund, das bedeutet, sie sind aus einem anderen Land zugezogen oder haben Eltern, die nicht aus Deutschland stammen. Vielfach spiegelt sich das auch in den Ernährungsgewohnheiten wider: religiöse Vorschriften und Traditionen hinsichtlich Lebensmittelauswahl und Speisezubereitung können sich sehr von der üblichen deutschen Kost unterscheiden. Da Menschen ihre Essgewohnheiten und Vorlieben „mitnehmen", werden auch die im Heimaltland üblichen Gerichte und Speisen in das Gastland übertragen und so weit wie möglich weitergepflegt.

Deshalb ist es wichtig, die jeweilige „kulinarische Heimat" herauszufinden und den zu Pflegenden oder seine Angehörigen nach seinen besonderen Vorlieben und Abneigungen zu befragen.

Tipps

- Befragen Sie den zu Pflegenden nach seiner Heimat und seinen Vorlieben.
- Beachten Sie religiöse Werte und Regeln – beispielsweise essen viele Muslime nur Speisen, die nach islamischer Vorstellung „sicher und rein" („halal") sind.
- Häufig sind tierische Produkte stärker mit religiösen Vorschriften belegt als pflanzliche Nahrung (z. B. darf bei Moslems und Juden nur Fleisch verzehrt werden, welches geschächtet wurde sowie kein Schweinefleisch).
- Erfragen Sie auch spezielle Gewürze und Zubereitungsweisen.

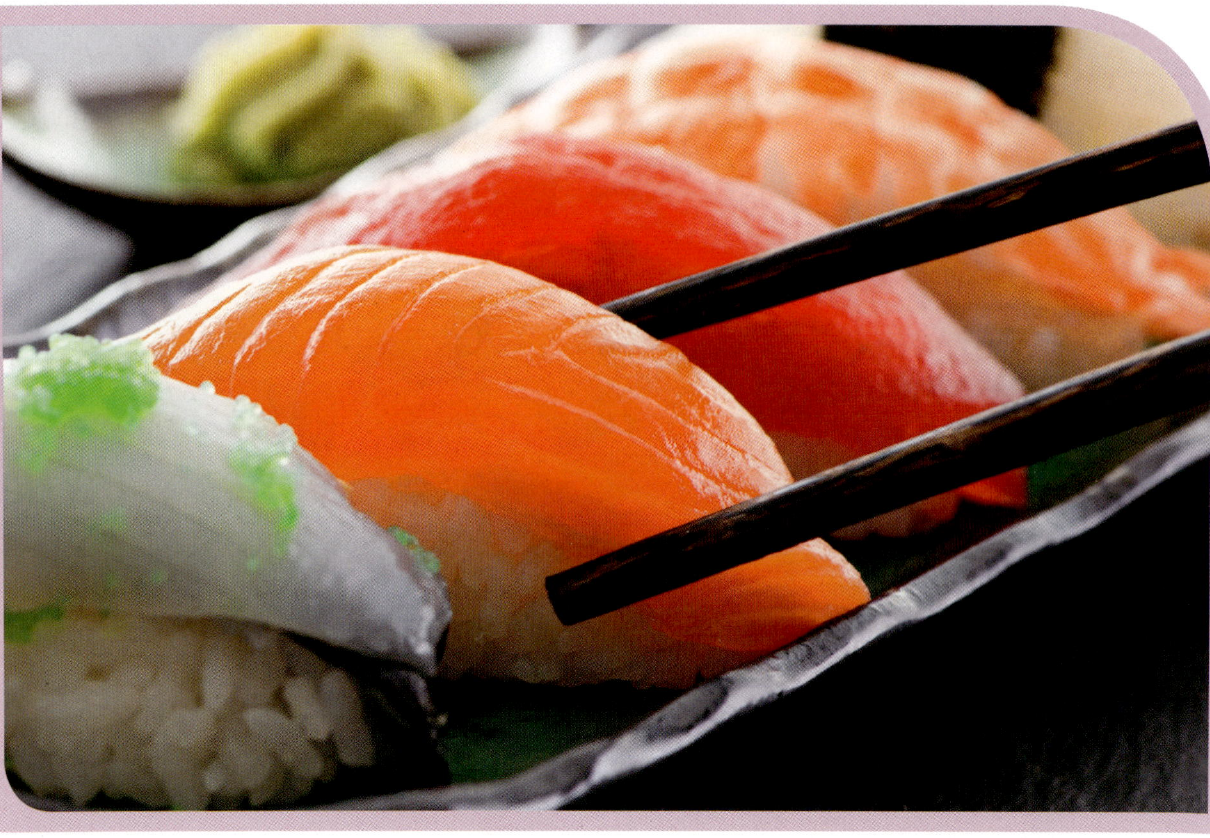

„Das Essen soll zuerst das Auge erfreuen und dann den Magen."

Johann Wolfgang von Goethe

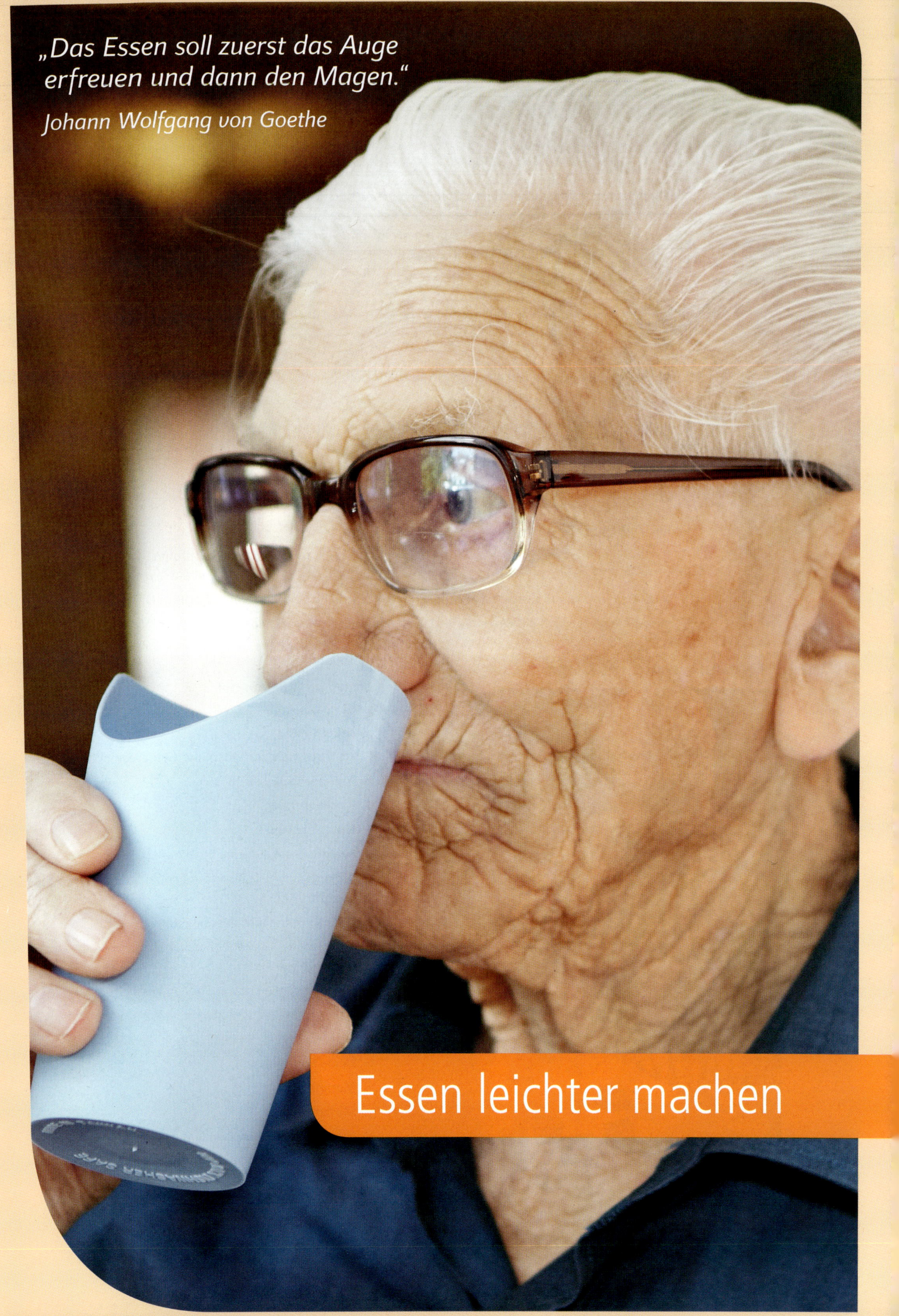

Essen leichter machen

Fingerfood

Menschen mit körperlichen Beeinträchtigungen und auch viele Demenzkranke haben Mühe, mit Besteck zu essen. Hier bieten sich Lebensmittel und Gerichte an, die sie mit den Fingern essen können (Fingerfood). Dies ist eine Möglichkeit, dem zu Pflegenden eine möglichst große Autonomie und Selbstbestimmung zu ermöglichen. Beim Frühstück oder Abendessen ist dies eher üblich, aber auch beim Mittagessen ist Fingerfood möglich.

In Pflegeheimen gelten generelle Hygienevorschriften, die auch auf Fingerfood anzuwenden sind.

Voraussetzungen

- maximale Größe: ca. 2,5 cm x 2,5 cm
- sollte mit zwei Bissen essbar sein
- auf entsprechende Hygiene achten, d. h. Hände vor und nach dem Essen waschen
- die Speisen müssen gut zu greifen sein
- auf geeignete Temperatur achten (Vorsicht bei Füllungen)

Für Zwischenmahlzeiten/Essstationen gilt zusätzlich

- das Angebot in regelmäßigen Zeitabständen (alle ein bis zwei Stunden) überprüfen (Ist etwas auf den Boden gefallen? Ist der Angebotsbereich sauber? Liegt genügend Fingerfood aus?)
- keine leicht verderblichen Lebensmittel anbieten (z. B. Speisen mit rohen Eiern)
- nur kleine Mengen auslegen, nach spätestens zwei Stunden austauschen (Hygiene, Verderblichkeit)

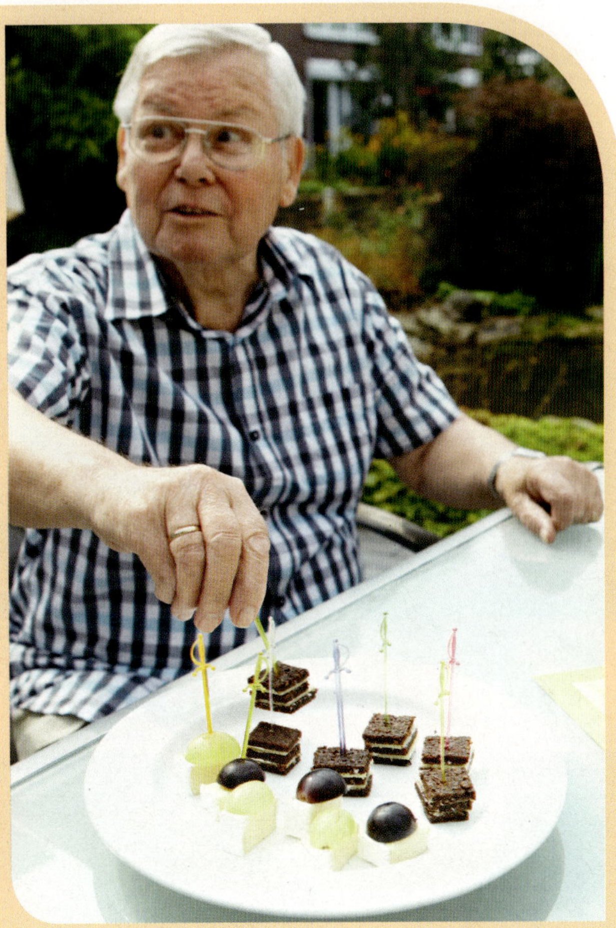

Geeignete Lebensmittel

- in Teigmantel eingewickelte und damit „verpackte" Lebensmittel
- klein geschnittene Obst- und Gemüsestückchen
- frittierte Fleischstückchen
- Trockenfrüchte
- Fischstäbchen
- Belegte Brote in kleine Stücke geschnitten
- Kroketten, Herzoginkartoffeln oder Salzkartoffeln in Stücken
- Pizza in kleine Stücke geschnitten
- Pfannkuchen, süß oder herzhaft gefüllt, gerollt, in Stücke geschnitten
- Fleisch gebraten und in Streifen geschnitten
- Würstchen
- Käsewürfel
- kleine Frikadellen
- Muffins
- Müsliriegel
- Nüsse (falls sie gegessen und gekaut werden können)

Eat by walking

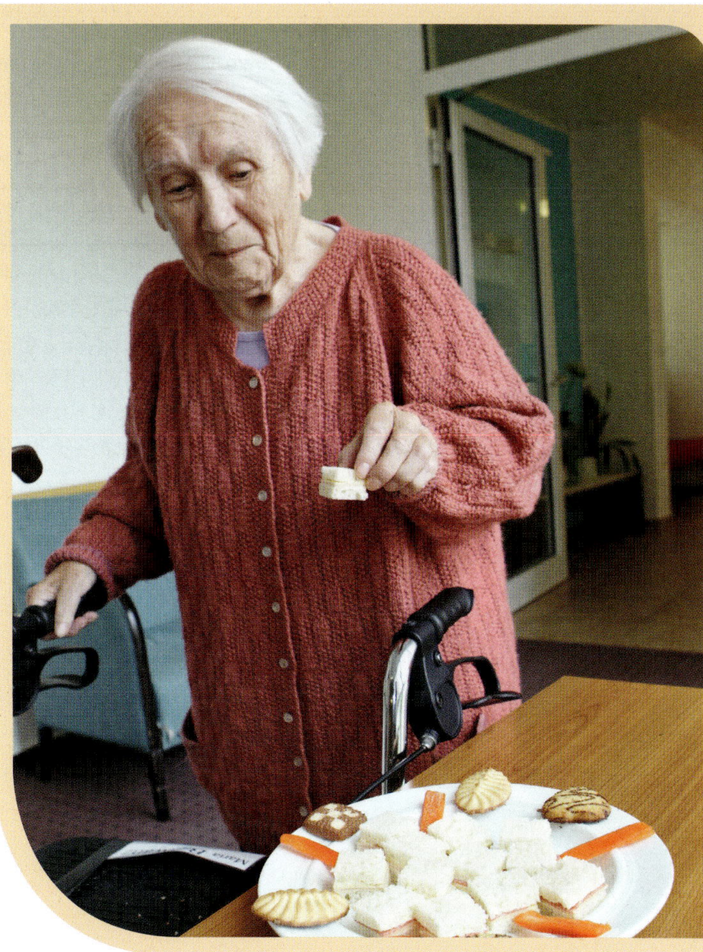

Eat by walking dient der Versorgung besonders unruhiger Menschen. Beispielsweise haben manche Menschen mit fortgeschrittener Demenz einen enormen Bewegungsdrang, sie laufen ständig herum – tags wie nachts. Hier empfehlen sich „Ess-Stationen" mit Fingerfood, von denen sich der Bewohner auch im Vorbeigehen bedienen kann. Hierfür gelten die bei Fingerfood genannten Voraussetzungen.

Tipps

- Anbieten von Essen auch außerhalb der üblichen Essenszeiten
- Anbieten von Speisen, die länger haltbar und nicht temperaturempfindlich sind
- Anbieten von Fingerfood
- farblich ansprechend gestaltetes Essen in kleinen Portionen
- darauf achten, dass Essensreste nicht in Jacken- oder Hosentaschen gesteckt werden
- den betreffenden Senioren zwischendurch die Hände mit hygienischen Einmallappen waschen
- gut sichtbare (und interessante) Plätze zum Aufstellen wählen (diese sollten auch durch Pflegende einsehbar sein)
- Boden um Versorgungsstände sauber halten (geringere Ausrutsch- und Sturzgefahr)

Hilfsmittel

Vieles ändert sich, wenn wir älter werden – und manche Veränderungen haben direkte Auswirkungen auf die eigenständige Lebensführung und somit auch auf Essen und Trinken. Hier werden nur einige Beispiele aufgeführt, bei welchen es aufgrund von nachlassender Kraft und Beweglichkeit oder Zittern in den Händen zu Problemen kommen kann:

- Öffnen von Wasserflaschen, Milchtüten, abgepackter Wurst/Käse, Marmeladengläsern
- Greifen von Besteck
- Greifen von „normalen" Henkeltassen
- Schneiden von Fleisch
- Lebensmittel vom Teller auf den Löffel bekommen
- Öffnen von Konservendosen

Mittlerweile gibt es eine Reihe von Hilfsmitteln, die älteren Menschen das Leben erleichtern können. Bei ihrem Einsatz sind vor allem die Bedürfnisse, Fähigkeiten und Präferenzen der betroffenen Person zu berücksichtigen.

Solche Hilfsmittel sind über ein Sanitätsgeschäft oder einen der zahlreichen Onlineshops erhältlich, für Pflegeeinrichtungen auch über die Hersteller. Viele dieser Geräte können vom Arzt verordnet und damit bei den Krankenkassen geltend gemacht werden – Nachfragen lohnt sich.
Hier sei eine kleine Auswahl vorgestellt:

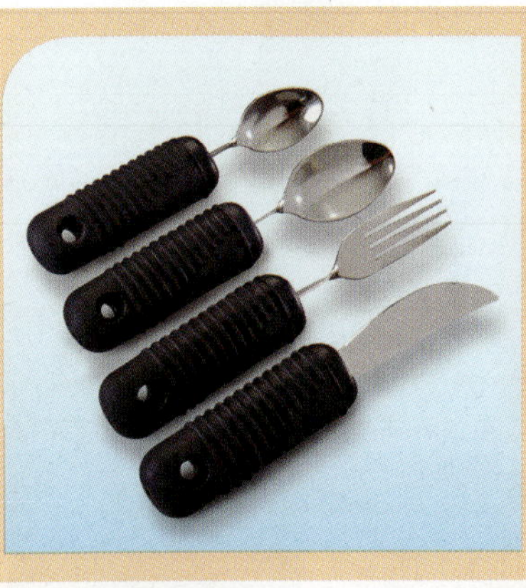

Besteck

Besteck mit verdickten Griffen kann besser gegriffen und gehalten werden. Es eignet sich gut bei Lähmungen, Zittern, steifen Fingern etc.

Gewinkeltes Besteck hilft, wenn das Handgelenk nicht mehr beweglich ist.

Kombinationen aus Messer + Gabel oder Gabel + Löffel in einem Besteckteil erleichtern einhändiges Essen.

Die Besteckgriffe gibt es mit besonders geringem Gewicht (nachlassende Kraft in der Hand) oder auch besonders schwerem Gewicht (bei Zittern).

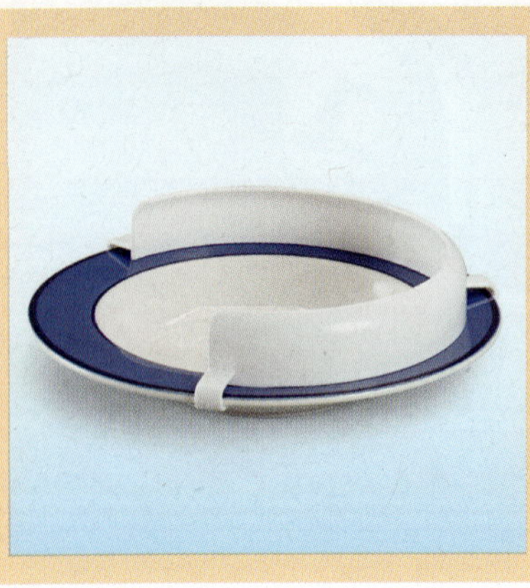

Tellerrand

Ein aufsteckbarer Tellerrand erleichtert das Essen mit einer Hand beim Führen eines Lebensmittels auf den Löffel und vermeidet, dass Lebensmittel über den Tellerrand hinausgeschoben werden.

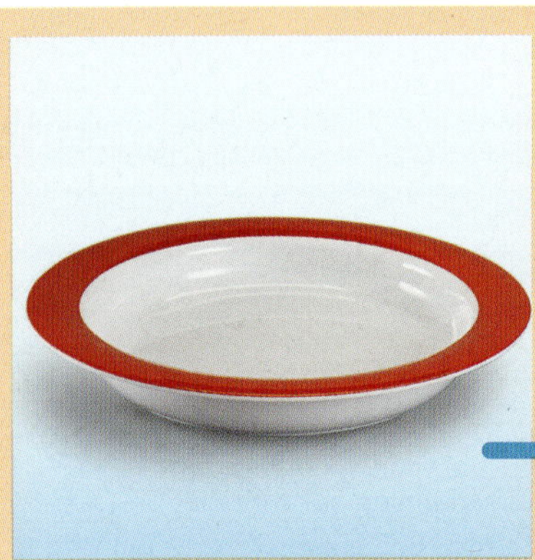

Teller

Ein unauffälliger Überhang am Rand lässt das Essen leichter auf Gabel oder Löffel rutschen.

Ein Gummiring auf der Unterseite verhindert ein Verrutschen des Tellers. Ein schräger Innenboden sorgt dafür, dass Suppe sich automatisch auf einer Seite sammelt und der Teller nicht schräg gehalten werden muss. Farbliche Kontraste erleichtern die Abgrenzung von Tischdecke, Teller und Lebensmittel.

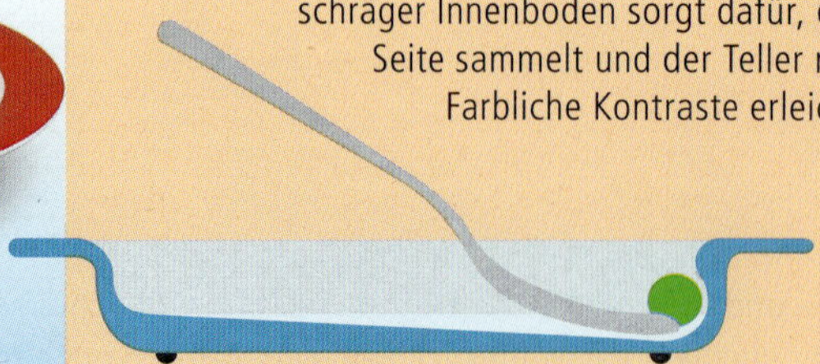

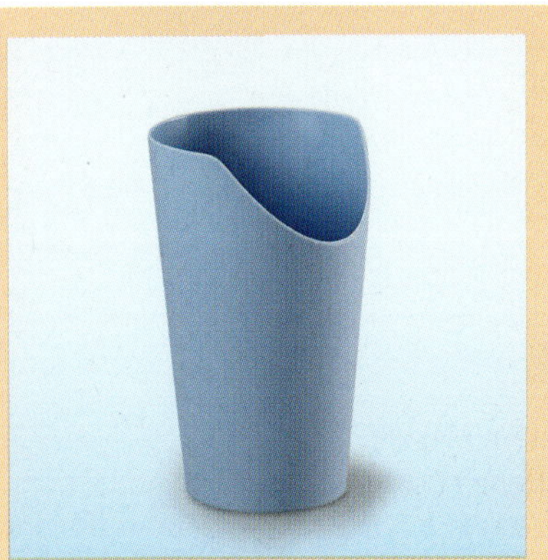

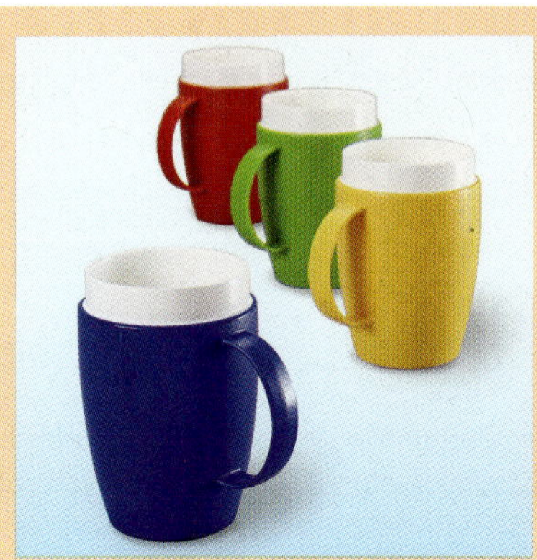

Trinkgefäße

Tassen und Becher gibt es in vielen verschiedenen Ausführungen, aus denen man je nach Bedarf auswählen kann.

Durch einen Nasenausschnitt muss der Kopf nicht so weit in den Nacken gelegt werden.

Tassen mit großen dicken Griffen erleichtern das Greifen.

Es gibt auch Trinkgefäße mit Warmhaltefunktion, mit/ohne Deckel, mit/ohne Schnabel sowie Trinkhilfen mit Rückflussstopp oder Dosierung.

Öffner

Es gibt eine Reihe unterschiedlicher Öffnungshelfer: für Flaschen, Schraubverschlussgläser, Milchtüten, Zugringdosen etc.

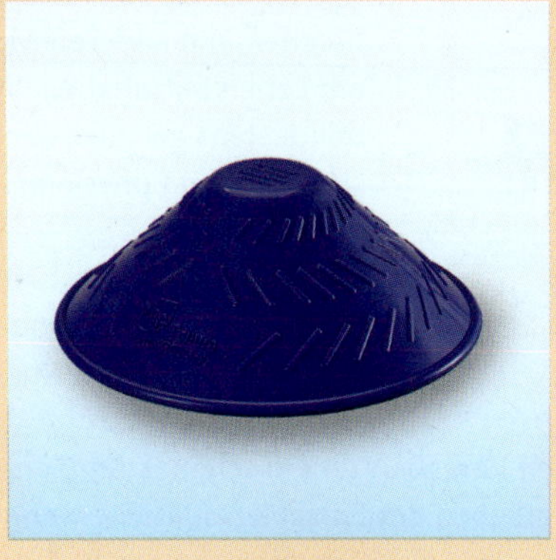
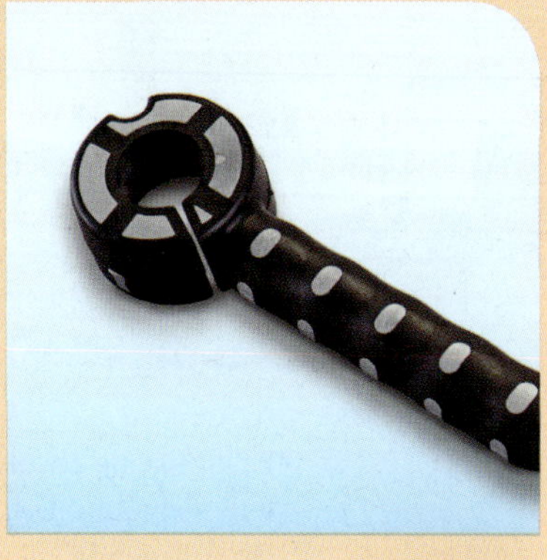
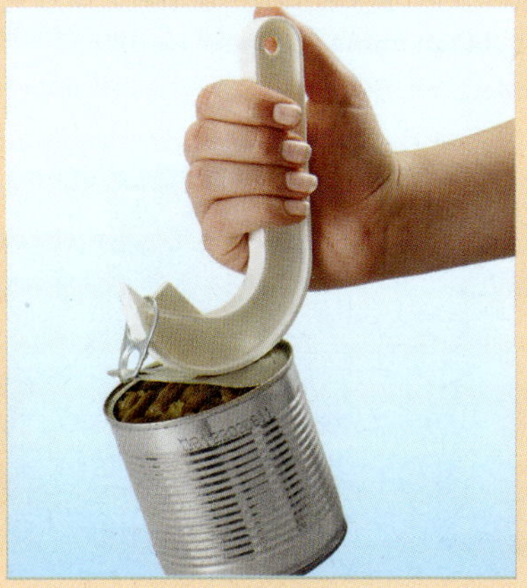
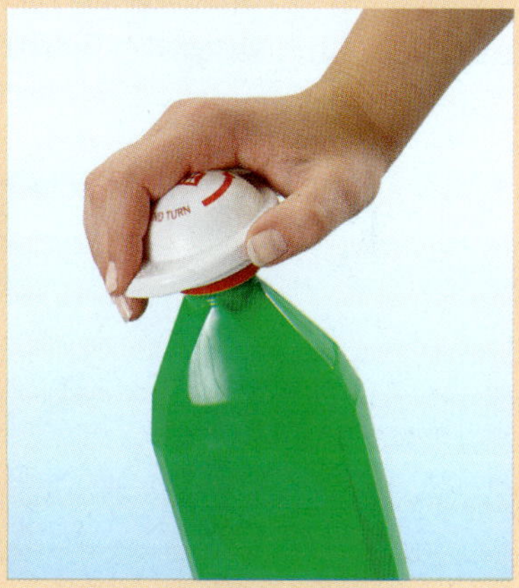

Anti-Rutsch-Hilfen

… gibt es in allen Formen, Größen und Farben. Sie dienen als Unterlage für Teller, Trinkgefäße, Rührschüsseln, Flaschen, Dosen, oder wo immer es gerade nötig ist.

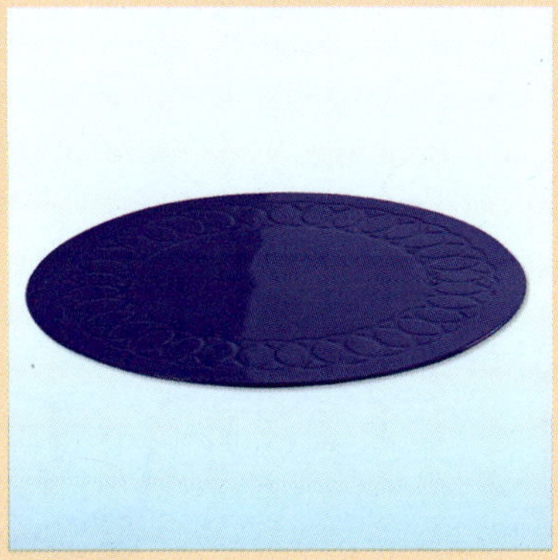
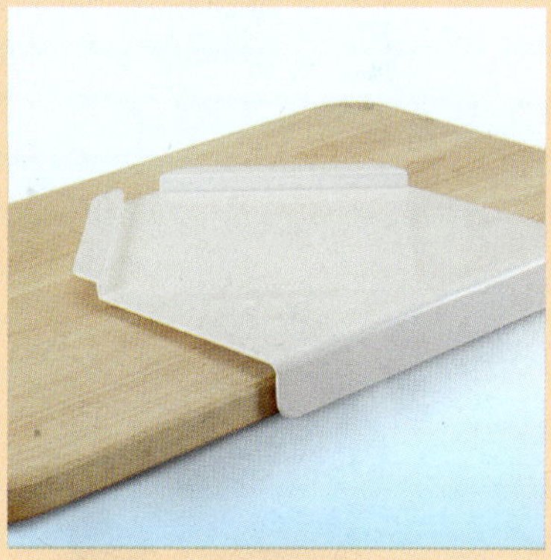

Kantenfilterbrille

Eine Brille mit Kantenfiltergläsern filtert bestimmte Lichtanteile heraus, sodass diese nicht auf dem Auge ankommen. Sie können damit unangenehmes Streulicht verringern, die Lichtmenge reduzieren und Kontraste verstärken. Von vielen sehbehinderten Menschen wird das als sehr angenehm und hilfreich empfunden.

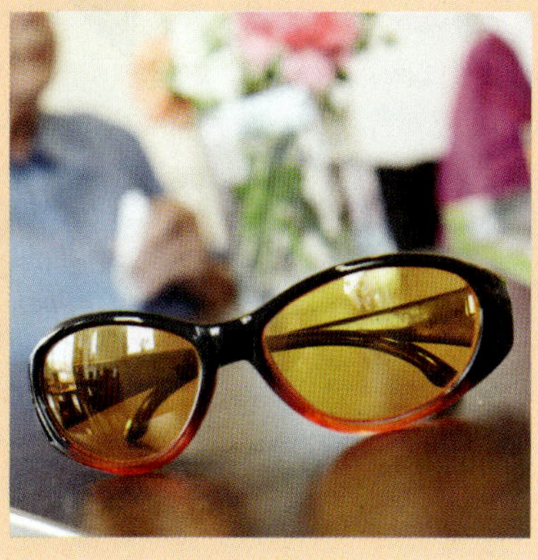

Essatmosphäre/Ambiente

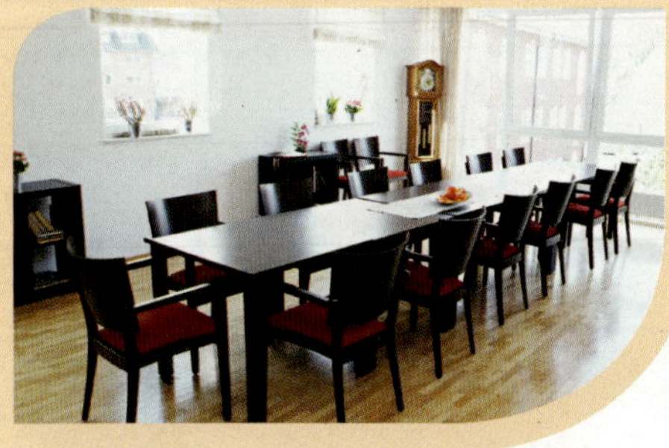

Die Mahlzeiten sind für viele ältere Menschen die wichtigsten Ereignisse des Tages. Essen bietet ihnen die Möglichkeit, die Tagesroutine zu durchbrechen, mit anderen Menschen in Kontakt zu kommen, an der Welt und am Leben teilzuhaben. Wo, wie, wann und mit wem ein Mensch isst, ist mindestens genauso wichtig wie das angebotene Essen und dessen sensorischen und physiologischen Eigenschaften.

Unter Ambiente versteht man die Gesamtheit aller wahrgenommenen Faktoren (bewusste und unbewusste), die das Wohlfühlen/Wohlbefinden beeinflussen.

Es gibt keine absoluten Vorgaben für ein schönes Ambiente, lediglich Tendenzen sowie eine Reihe subjektiver Faktoren. Die Vorlieben des Einzelnen sollten – wann immer es möglich ist – an erster Stelle stehen. Grundlegende Faktoren wie die Geräuschkulisse, z. B. die Lautstärke beim Stühlerücken, und die Auswahl geeigneten Geschirrs sollten immer bedacht werden.

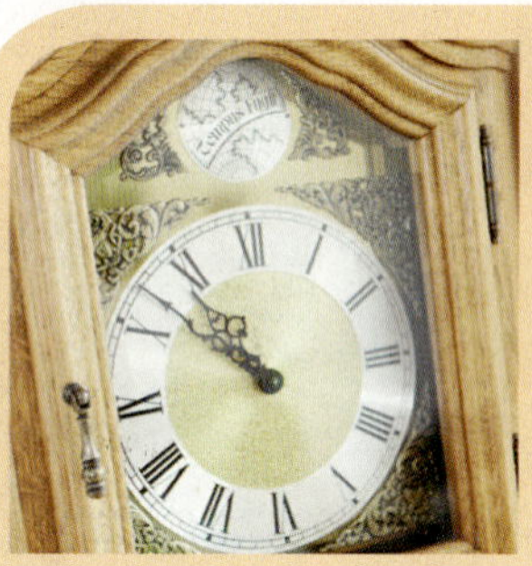

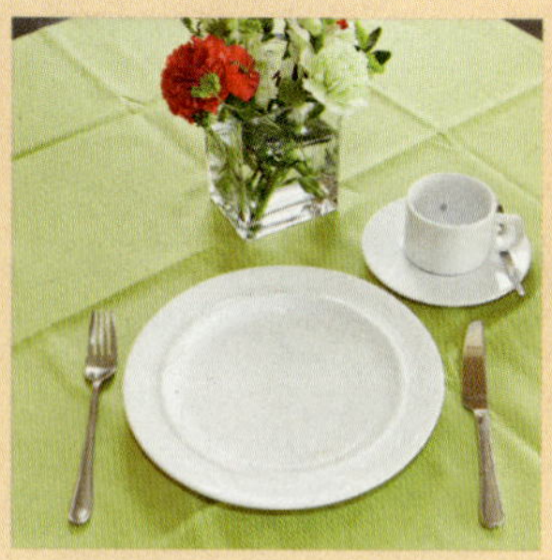

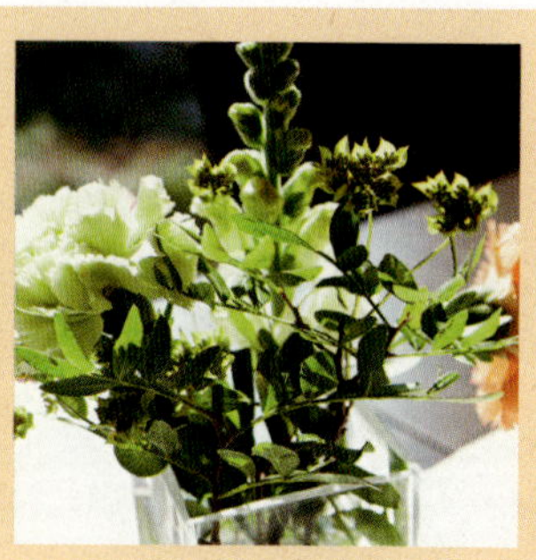

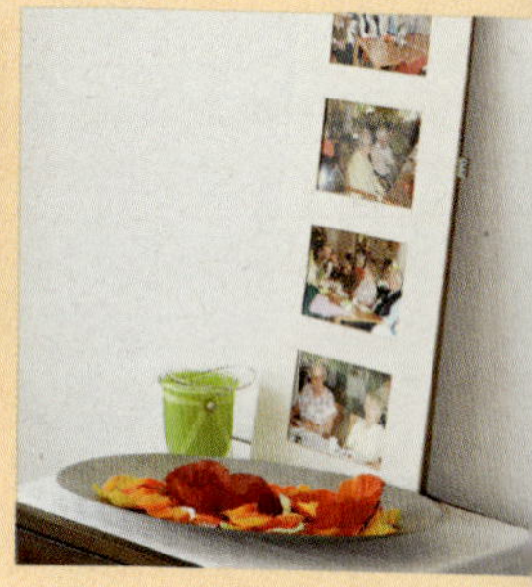

Auch mit geringen Kosten lässt sich häufig schon viel verändern, z. B. durch Tischdekoration, Wandschmuck, Beleuchtung.

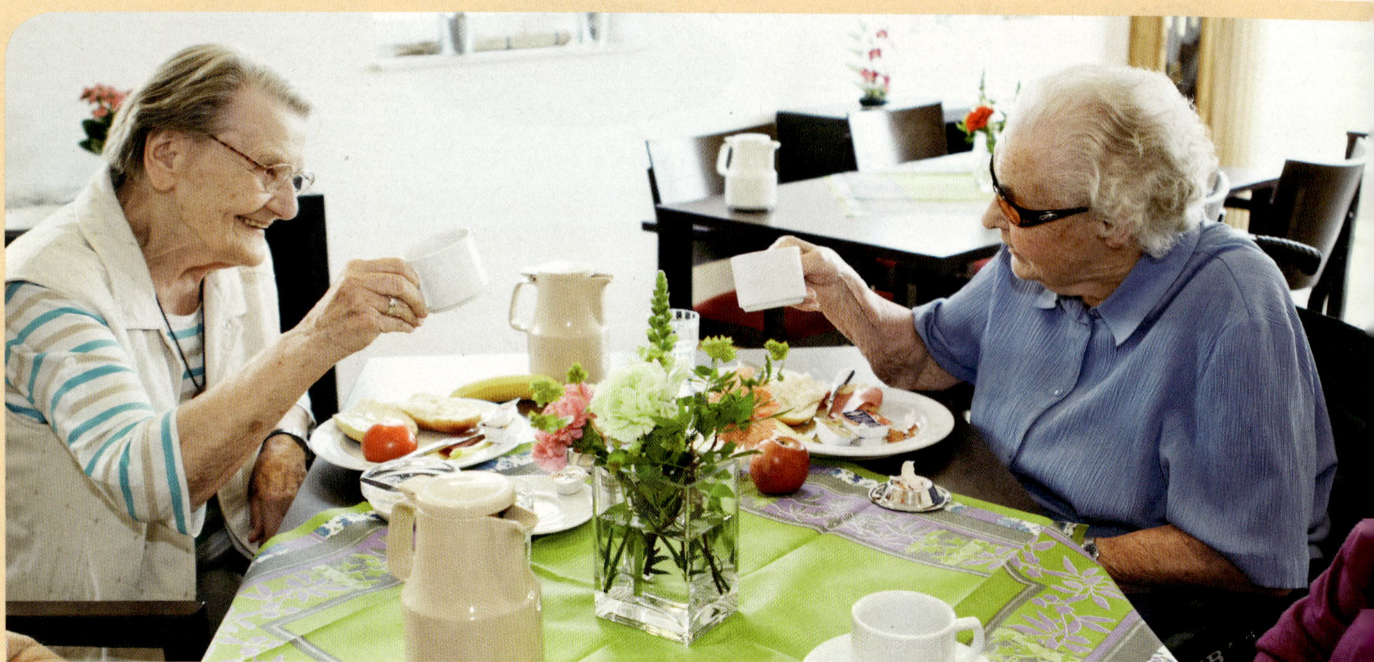

Ambiente wird immer als „Ganzes" wahrgenommen – wenn ein Aspekt missfällt (z. B. die Farbe des Tischtuchs), kann ein gesamtes Ambiente als unschön empfunden werden. Umgekehrt gilt aber genauso, dass ein als schön empfundenes Detail das gesamte Ambiente aufleben lässt (z. B. die Freude an schönen Blumen auf dem Tisch).

Zum Ambiente gehören beispielsweise:

- Ort des Essens/räumliche Gegebenheiten, Einrichtungen eines Raumes, Mobiliar
- Zeitpunkt der Mahlzeit/Tageszeit
- Anwesenheit anderer Menschen
- Tischdekoration
- Geschirr und Besteck
- die Reihung der Gänge
- das Anrichten der Speisen auf dem Teller
- die Farben und der Geruch der Speisen
- die Geräuschkulisse

Die nebenstehenden Punkte können helfen, ein vorhandenes Ambiente kritisch zu überdenken.

Bei den einzelnen Punkten gilt es abzuwägen, ob und inwieweit sie veränderbar sind und ob sie als angenehm oder weniger angenehm von der zu pflegenden Person empfunden werden.

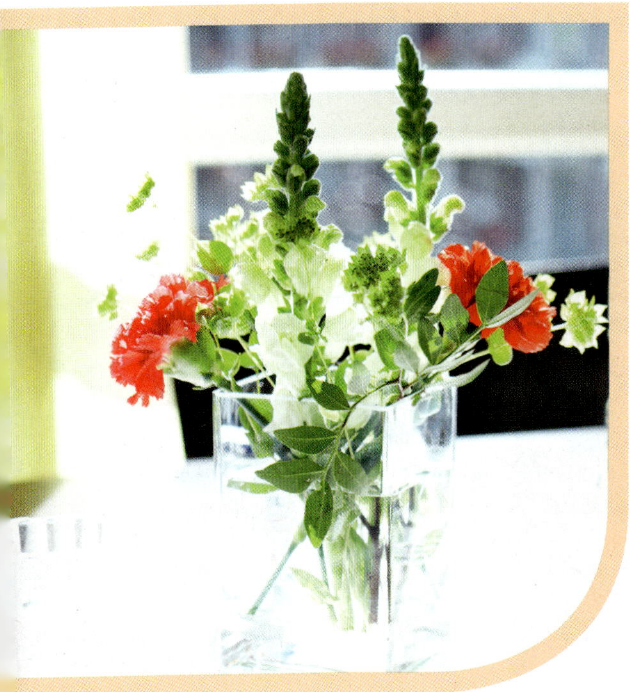

Checkliste Ambiente	
Wohnung	• Welche Merkmale weist die Wohnung auf? • Wo sind Verbesserungsmöglichkeiten für das Ambiente gegeben?
Tisch und Essplatz	• Stühle (Stuhlhöhe, Armlehnen, Abwaschbarkeit der Bezüge) • Tischform • Anzahl Sitzplätze an einem Tisch • Anordnung des Tisches im Raum: Ist der Sitzplatz am Tisch gut erreichbar, gemütlich? • Interaktion mit Mitmenschen, Zusammenstellung der Tischgemeinschaft
Tischgedeck	• Besteckform (Ergonomie): Ist das Geschirr, Besteck handhabbar? • Geschirrform (feste Standflächen, Benutzerfreundlichkeit, Stapelbarkeit) • Suppentassen/Suppenteller • Größe der Henkel an Tassen • Farbe des Geschirrs • Papier-/Stoffservietten • Tischdecke (Struktur, Farbe) • Tischdekoration: Wie harmoniert die Tischdekoration? Ist diese lediglich funktional oder gibt es auch jahreszeitliche Dekorationen?
Geräusche	• Lautstärke im Raum: Eine ruhige und private Umgebung ist wichtig, damit das Essen gern gegessen wird. Störende Geräusche werden als belastend empfunden. • Musik • Kommunikation (viel/wenig)
Qualität des Angebots (sofern beurteilbar)	• Art des Anrichtens • Farbgestaltung auf dem Teller • Geschmack, Geruch, Konsistenz, Aussehen des Essens
Servicequalität	• Anwesenheit von vertrauten Personen beim Essen • Verteilung der Speisen (Art und Geschwindigkeit) • Besteht die Möglichkeit, sich selbst zu schöpfen? • Wie lange dauert das Essen? • Wie viele Personen sind insgesamt anwesend?
Sonstiges	• Temperatur im Raum • Geruch im Raum • Licht: grelles Licht wird als störend empfunden

Essens-, Einkaufs- und Bringdienste

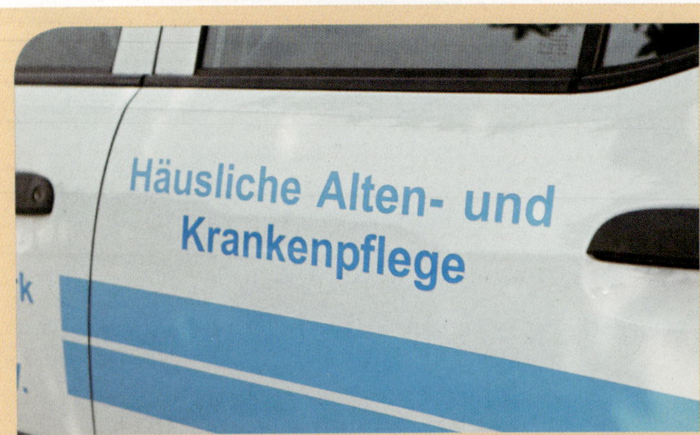

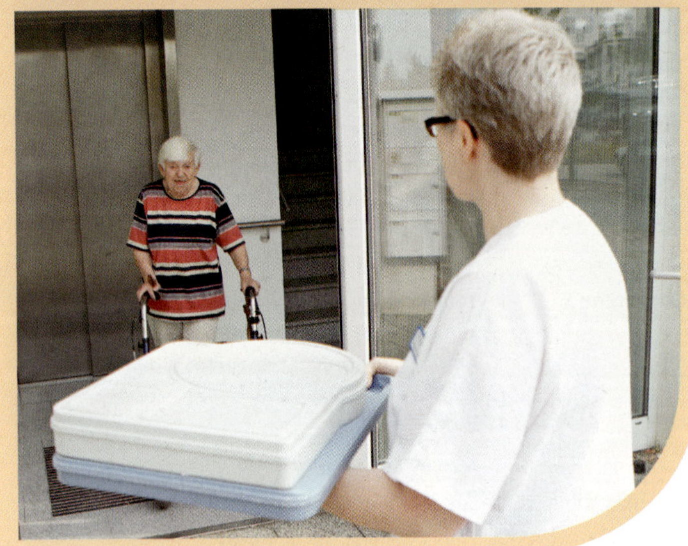

Es gibt zahlreiche Essens-, Einkaufs- und Bringdienste, die sich auf die Bedürfnisse von älteren Menschen spezialisiert haben. Der bekannteste ist wahrscheinlich „Essen auf Rädern“, den es schon seit rund 50 Jahren in Deutschland gibt.

Essensdienste bieten eine gute Möglichkeit, Menschen, die nicht mehr für sich selbst einkaufen und kochen können (wollen), eine Versorgung in der Privatwohnung zu erhalten.

Für die Inanspruchnahme eines Essensdienstes lohnt es sich, die Leistungen verschiedener Anbieter zu vergleichen und nach Kosten und persönlichen Präferenzen auszuwählen.

Mittlerweile haben viele Kommunen spezielle Stellen für Senioren eingerichtet, die entsprechende Dienstleistungen vermitteln. Hier lohnt es sich, die jeweils vor Ort angebotenen Dienste in Erfahrung zu bringen (meist als sogenannter „Bürgerservice“).

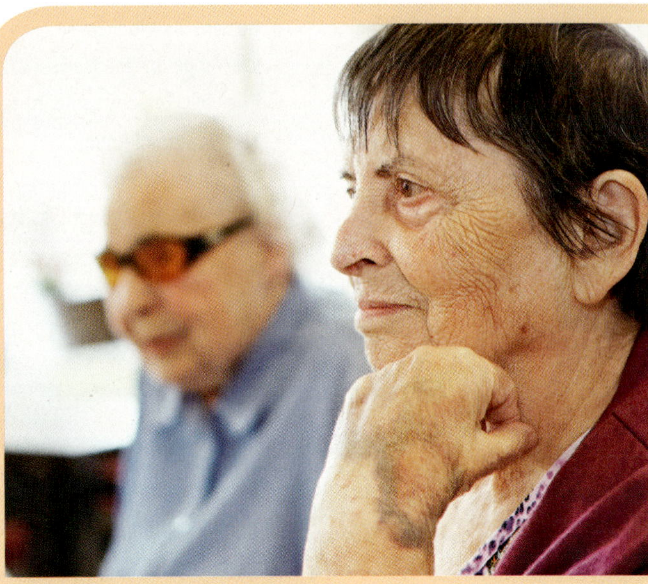

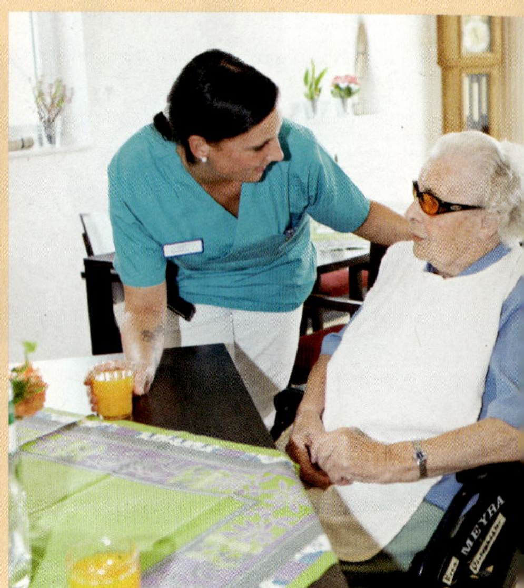

Folgende Checkliste kann bei der Bewertung hilfreich sein:

Checkliste Essens-, Einkaufs- und Bringdienste	
Welche Anbieter gibt es vor Ort (privat, gemeinnützig, kommunal)?	unterschiedliche Kosten
Wie erfolgt die Speiselieferung (tiefgekühlt, warm, gemischt)?	Auswahl nach persönlicher Präferenz und Praktikabilität.
Wie häufig wird das Essen geliefert?	Auswahl nach persönlicher Präferenz und Praktikabilität.
Wann wird das Essen geliefert?	Auswahl nach persönlicher Präferenz und Praktikabilität.
Werden individuelle Besonderheiten berücksichtigt (z. B. Essen ist klein geschnitten, die Portionswünsche werden berücksichtigt)?	Auswahl nach persönlicher Präferenz
Wird selbst gekocht?	Auswahl nach persönlicher Präferenz
Wie häufig wiederholt sich der Menüzyklus?	er sollte mindestens vier Wochen umfassen und saisonal angepasst sein.
Wie viele Auswahlmenüs stehen zur Verfügung?	es sollten zumindest vegetarische Kost, Vollkost und leichte Vollkost zur Auswahl stehen.
Werden unterschiedliche Portionsgrößen angeboten?	unterschiedliche Portionsgrößen sollten möglich sein.
Wie hoch ist der Preis pro Menü?	Die Mehrzahl der Essen lagen in 2012 zwischen 3,00 und 7,00 €, rund 30% aller Menüs kostete zwischen 5,00 und 6,00 €.
Gibt es Lieferverträge?	sollte vorhanden sein / abgeschlossen werden
Sind kurzfristige Änderungen und Stornierungen möglich?	sollten möglich sein
Wie erfolgt die Bestellung (Telefon, Internet, postalisch)?	Auswahl nach persönlicher Präferenz
Gibt es täglich Gemüse oder Salate im Angebot?	sollten vorhanden sein
Werden weitere Dienstleistungen übernommen (z. B. Fahrten zum Arzt/ Krankenhaus, Einkaufshilfen, Haushaltshilfen)?	sind häufig sehr hilfreich

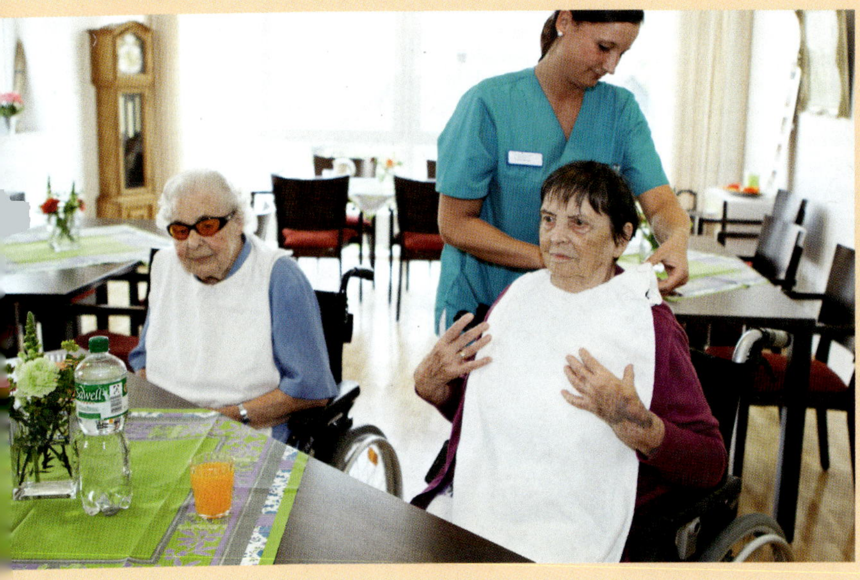

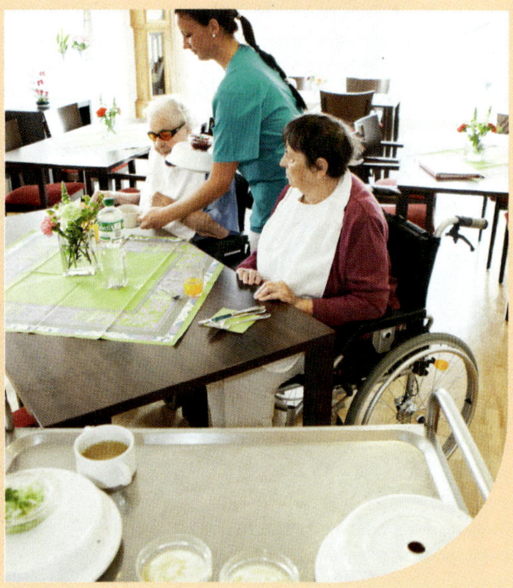

Nahrung anreichen

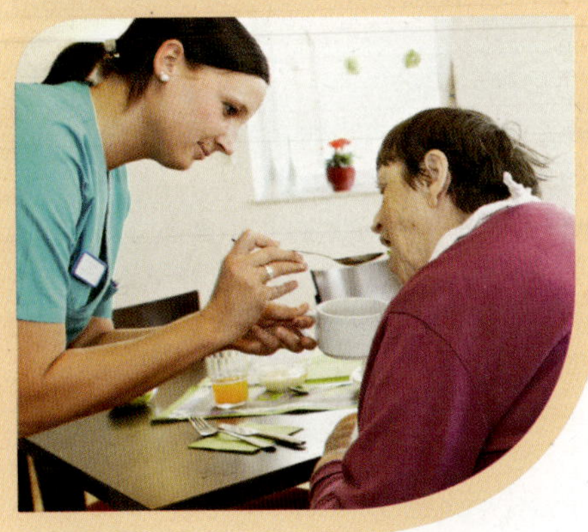

Manche Menschen können sich das Essen nicht mehr selbst zum Mund führen – ihnen muss eine Pflegekraft oder ein Angehöriger das Essen anreichen. Dies sollte eine vertraute Person sein – Essen reichen darf nicht nur eine „Verrichtung“/lästige Pflicht sein sondern erfordert Empathie und Einfühlungsvermögen. Das Wichtigste ist immer die Wertschätzung und Aufmerksamkeit, die die Person erfährt.

Essen reichen wird in verschiedene Phasen eingeteilt:

- **Vorbereitung des Umfelds**
  z. B. Zimmer lüften und ggf. den Essensplatz aufräumen.
- **Vorbereitung des zu Pflegenden**
  Falls der zu Pflegende liegt, sollte er zum Essen aufgesetzt und ggf. abgestützt werden. Essen sollte in einer ruhigen und liebevollen Atmosphäre ohne Hektik und Zeitdruck ausgeführt werden. Der zu Pflegende sollte wach und bereit sein, zu essen (Ansprache!).
- **Essen reichen**
  Das Essen sollte vor dem zu Pflegenden stehen. Der Pflegende sollte neben dem zu Pflegenden sitzen und Augenkontakt haben. So kann er Mimik, Gestik und Schluckakt gut beobachten. Bevor weitere Nahrung gereicht wird, kontrollieren, ob der vorherige Bissen schon geschluckt wurde. Immer wieder Kontakt suchen und mit dem zu Pflegenden reden.
- **Mundhygiene**
  Mund mit Wasser ausspülen und/oder mit feuchtem Lappen auswischen (falls möglich und nötig).
- **Nachbereitung**
  Nach dem Essen den zu Pflegenden mindestens 20 Minuten hoch lagern (sitzend oder halb aufrecht liegend), um die Gefahr des Reflux (Aufstoßens) und Verschluckens zu verringern. Zimmer nochmals lüften, Essen abräumen und die Dokumentation durchführen.

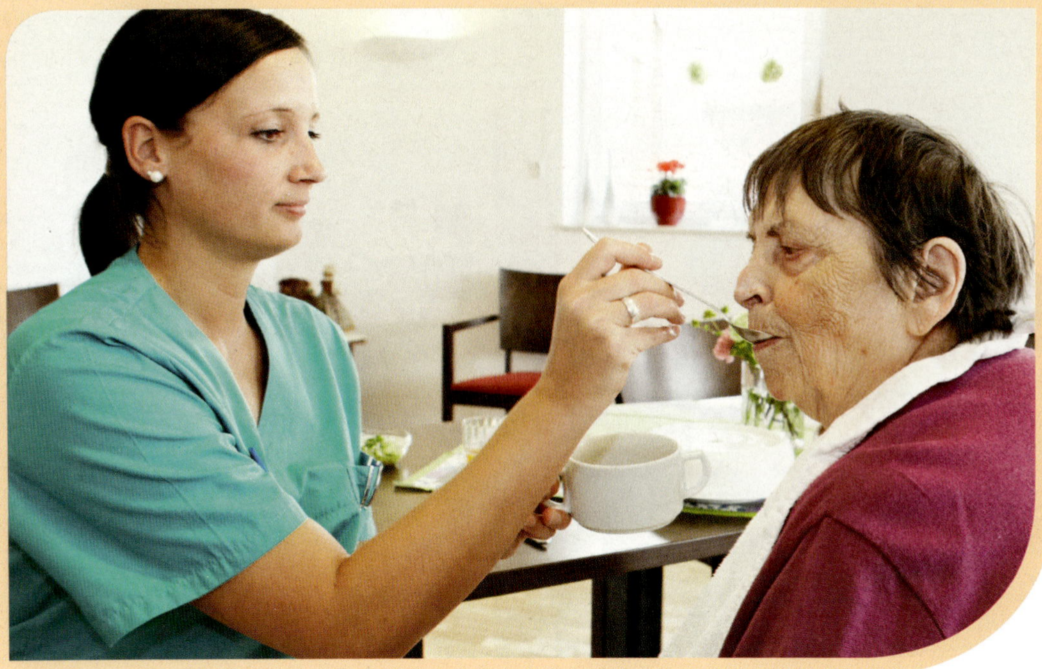

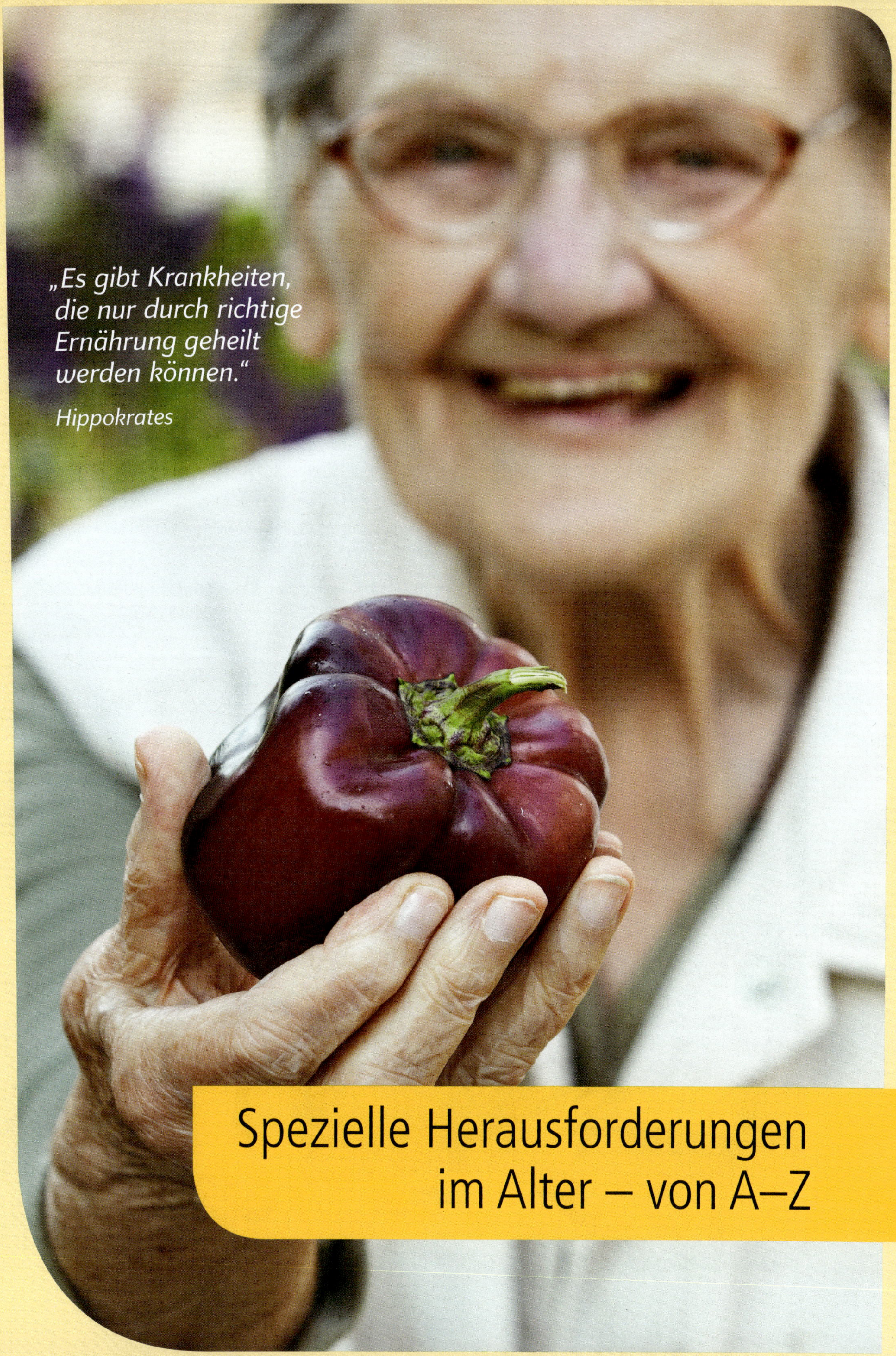

„Es gibt Krankheiten, die nur durch richtige Ernährung geheilt werden können.“

Hippokrates

Spezielle Herausforderungen im Alter – von A–Z

Appetitlosigkeit

Appetit ist etwas anderes als Hunger. Hunger ist das körperliche Verlangen und die Notwendigkeit der Nahrungszufuhr, Appetit hingegen ist mit Lust, Genuss und Geschmack assoziiert. Wenn wir auf etwas Appetit verspüren, muss dies nicht unbedingt mit dem körperlichen Bedarf verknüpft sein. Es kann aber auch umgekehrt sein: ein Mensch hat zwar Hunger, aber keine Lust auf das Essen. Und gerade das kommt im Alter häufig vor, der Appetit lässt nach, die Menschen haben keine Lust auf das Essen, sie sind schneller satt. Ganz ausgeprägt ist Appetitlosigkeit bei Schwerkranken und sterbenden Menschen. Hier gilt es, einfühlsam auf die Bedürfnisse einzugehen und individuelle Lösungen zu finden.

Ursachen

Bei Appetitlosigkeit können körperliche und seelische Ursachen oder deren Kombinationen vorliegen. Oft gehen zum Beispiel Trauer und Einsamkeit mit Appetitlosigkeit einher. Aber auch bestimmte oder falsch dosierte Medikamente können den Appetit beeinflussen, ebenso wie Schmerzen, Müdigkeit und Erkrankungen.

Es ist wichtig, schon die ersten Anzeichen einer Appetitlosigkeit zu erkennen, denn sehr schnell kann es zum Gewichtsverlust kommen, der nur sehr schwer wieder aufgeholt werden kann.

Erste Hinweise sind wiederholt geäußerte Unzufriedenheit am Essen, Klagen oder sonstige Unmutsäußerungen. Gewissheit erlangen Sie durch Beobachten, Erfragen oder ein Ernährungsprotokoll.

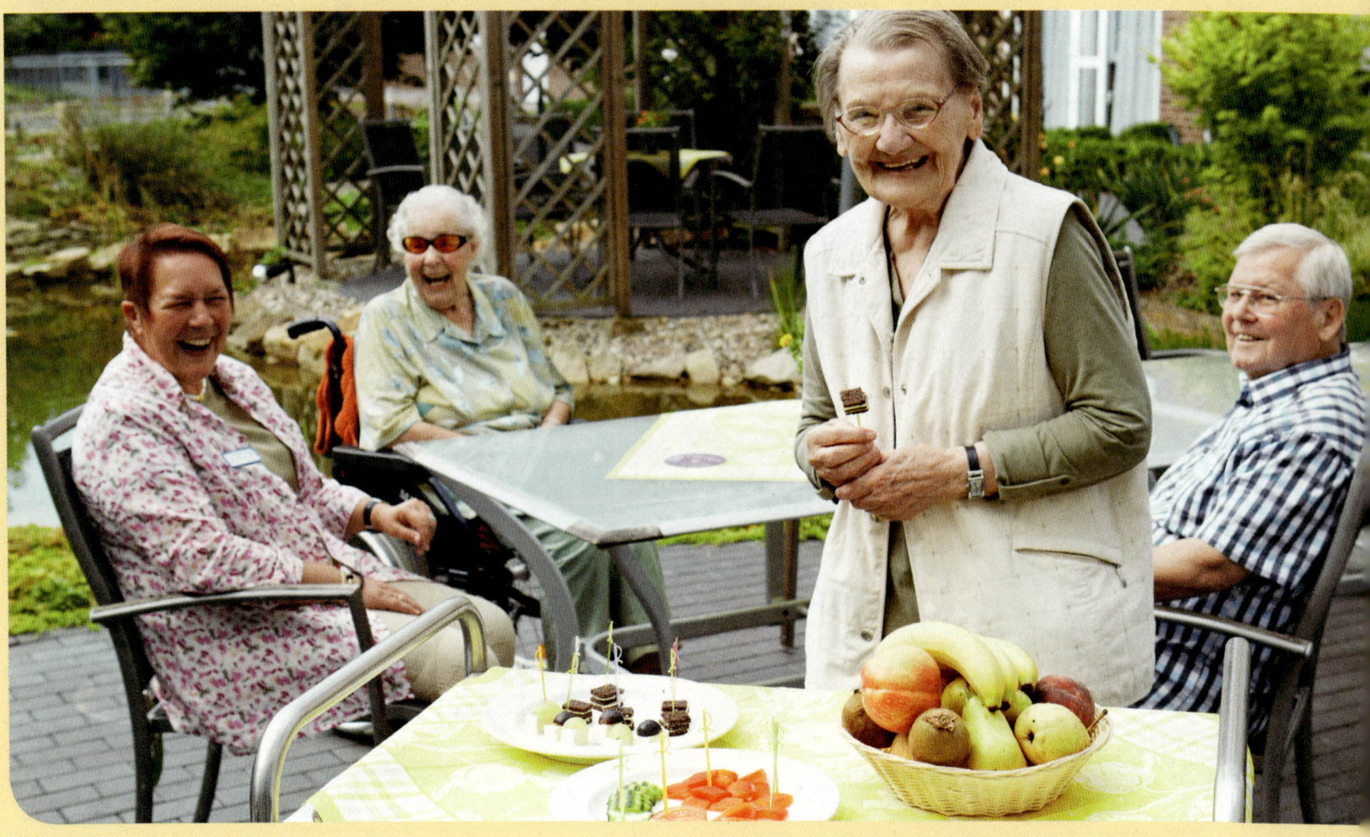

Folgen

Länger anhaltender Appetitmangel führt dazu, dass zu wenig gegessen wird, die Person ist nicht mehr ausreichend mit Energie und Nährstoffen versorgt (siehe auch Kapitel Mangelernährung) und verliert Gewicht (siehe auch Kapitel Gewichtsverlust). Aus diesem Grund muss der Gewichtsverlauf engmaschig kontrolliert werden.

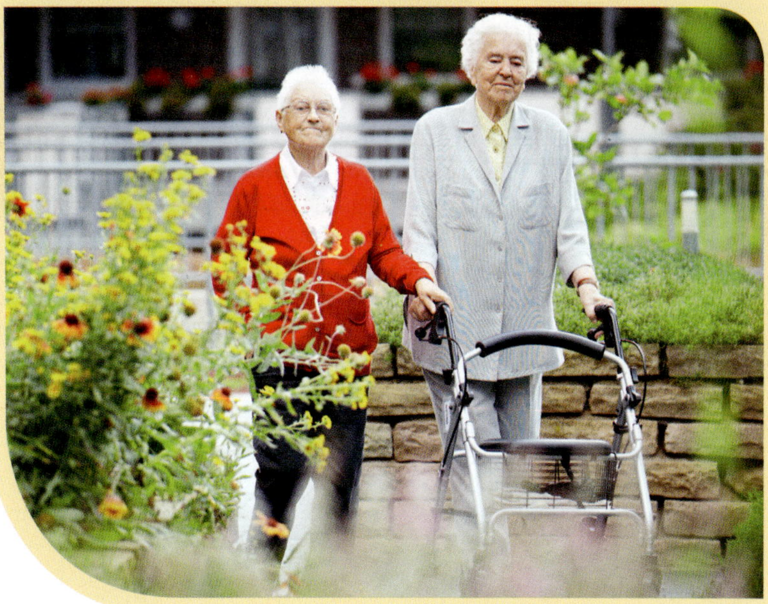

Tipps

- Behalten Sie den Appetit und die Essensmenge im Blick. Nehmen Sie Veränderungen ernst und versuchen Sie, die Ursachen zu klären.
- Kontrollieren Sie regelmäßig das Gewicht.
- Regen Sie zu Bewegung an der frischen Luft an.
- Leisten Sie Gesellschaft – sowohl beim Essen als auch zum Gespräch.
- Richten Sie die Speisen liebevoll und appetitlich an.
- Sorgen Sie für eine angenehme Essatmosphäre durch Raumgestaltung, einen hübsch gedeckten Tisch, Dekoration etc.
- Bieten Sie die Speisen in mundgerechten, farblich ansprechenden Häppchen an (eventuell Fingerfood).
- Ermöglichen Sie die individuelle Zusammenstellung sowie angepasste Portionsgrößen.
- Lassen Sie genügend Zeit zum Essen und vermeiden Sie Hektik, Lärm und Unruhe.
- Vermeiden Sie Ablenkung, z. B. durch Radio oder Fernsehen.
- Berücksichtigen Sie die Essbiografie: Welche Speisen und Lebensmittel kennt die Person aus der Kindheit? Gibt es bestimmte, lieb gewordene Rituale und Vorlieben? Gibt es Abneigungen oder Speisen, die Abwehr auslösen?

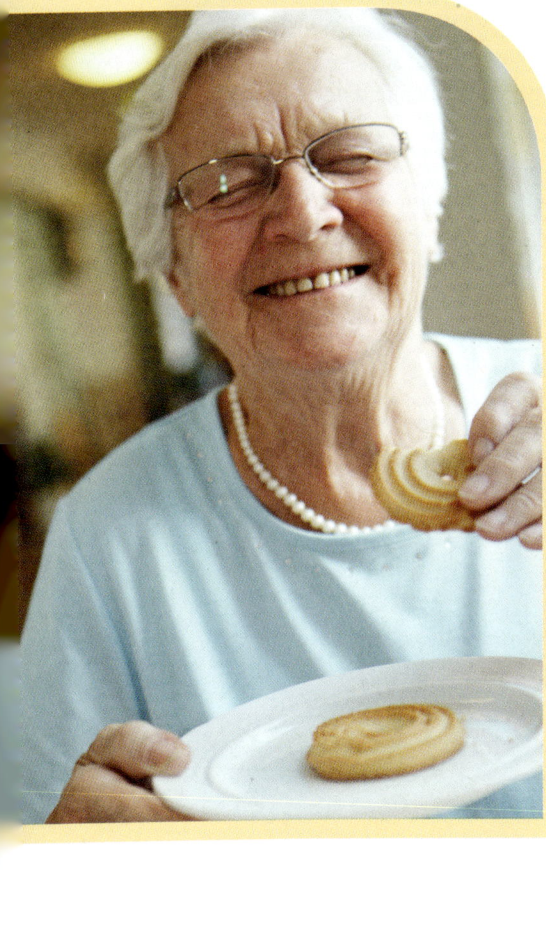

Demenz

Derzeit leben in Deutschland rund 1,3 Millionen Menschen, die an Demenz leiden. Die Anzahl der Betroffenen nimmt stetig zu, da Erkrankungsrate und -wahrscheinlichkeit mit dem Alter steigen. Fachleute gehen davon aus, dass sich die Zahl bis 2050 ungefähr verdoppeln wird. Nach derzeitigem Erkenntnisstand kann Demenz nicht geheilt werden.

Es gibt verschiedene Formen und Phasen der Demenz. Symptome und Auswirkungen sind individuell sehr verschieden. Grundsätzlich gelten für Demenzkranke dieselben Ernährungsempfehlungen wie für Menschen ohne Demenz – jedoch kann die Umsetzung durch die Krankheit deutlich erschwert werden.

Mögliche Folgen

- Viele Demenzkranke leiden unter erheblichem Gewichtsverlust – häufig bereits, bevor die Erkrankung offensichtlich ist.
- Häufig kommt es im Krankheitsverlauf zu großer Unruhe und ständigem Bewegungsdrang. In der Folge können Energie- und Flüssigkeitsbedarf stark ansteigen.
- Eventuell verschiebt sich die innere Uhr, sodass der Hunger nachts statt tagsüber auftritt.
- Die Fähigkeit mit Besteck umzugehen geht verloren (Apraxie).
- Essen wird vergessen.
- Der Appetit kann reduziert oder übersteigert sein.
- Lebensmittel werden nicht mehr als Lebensmittel erkannt.
- Farben und Kontraste können oft nicht mehr wahrgenommen werden.
- Es treten Schluckstörungen auf (häufig im fortgeschrittenen Stadium). Dadurch besteht die Gefahr einer chronischen Lungenentzündung durch Aspiration von Nahrung.

Demenzkranke sind auf geregelte und überschaubare Strukturen angewiesen. Hier können feste Mahlzeitenformen, -zeiten und -angebote eine Orientierungshilfe bieten. Geregelte Mahlzeiten, Rituale und ruhige Räumlichkeiten sind hilfreich, um Ankerpunkte und Hilfestellung im Tagesverlauf zu geben. So kann das Essen u. U. Verlässlichkeit in einer für Demenzkranke zunehmend beängstigenden und unverständlichen Welt schaffen.

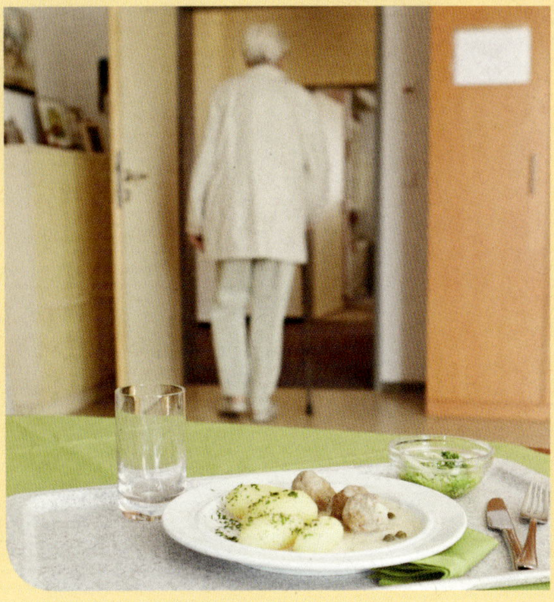

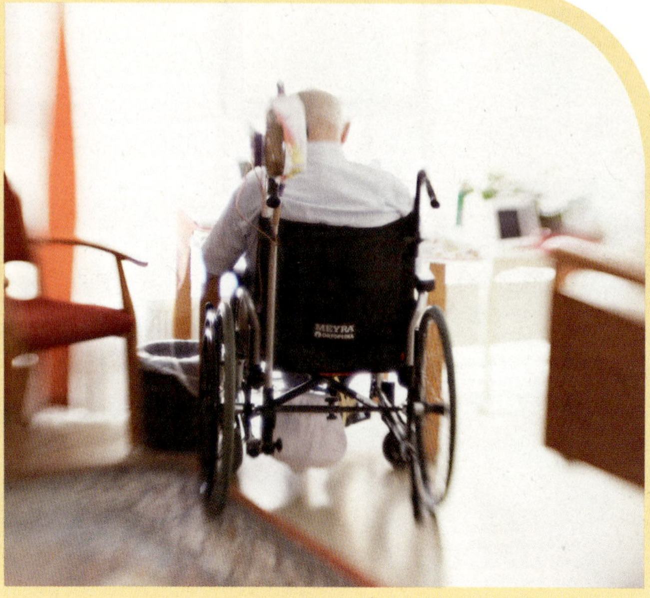

Tipps

- Da das Essen im fortgeschrittenen Stadium der Demenz häufig vergessen wird, sollten Sie die Senioren immer wieder daran erinnern, Essen gut sichtbar aufstellen und in kleinen Portionen anbieten (Essstationen mit Fingerfood, Eat by walking).
- Häufig bevorzugen Demenzkranke Süßes. Dementsprechend kann man das Nahrungsangebot anpassen oder auch Getränke/Speisen süßen/nachsüßen – auch wenn sich dadurch ungewöhnliche Geschmacksrichtungen ergeben.
- Tisch bzw. Tischdecke und Geschirr sowie Speisen und Geschirr sollten sich farblich deutlich voneinander abgrenzen. Dies erleichtert das Erkennen und Abgrenzen der Gegenstände/Lebensmittel.
- Demenzkranke können kräftige Farben leichter erkennen als blasse. Hilfreich sind also farblich ansprechende Lebensmittel, die eine gute Wiedererkennbarkeit haben.

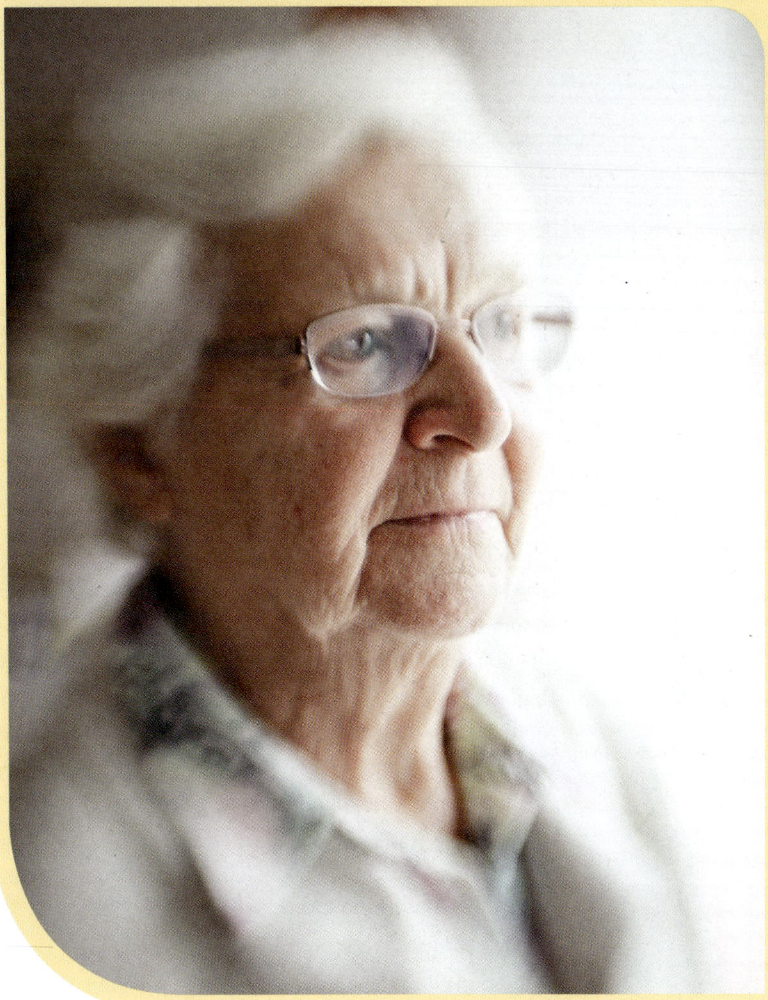

Die Haltung, die wir Menschen mit Demenz entgegenbringen, zeigt sich auch am Umgang mit Essen: dem Zubereiten, dem Essenreichen, dem liebevollen und würdevollen Zuwenden – auch und gerade bei Menschen, die wir nicht mehr verstehen und sie uns wahrscheinlich auch nicht mehr.

Divertikel

Nahezu 40 % der über 70-Jährigen haben Ausbuchtungen im Dickdarm, sogenannte Divertikel. Sie entstehen im Laufe des Lebens durch den ständigen Druck beim Stuhlgang. In schweren Fällen können sie sich entzünden. Treten Blutungen auf, sind diese meist sehr heftig und machen eine umgehende Behandlung durch den Arzt erforderlich. Jahrzehntelange ballaststoffarme Ernährung kann zur Entstehung von Divertikeln beitragen, da sie das Stuhlvolumen gering hält und somit den Druck beim Absetzen des (meist harten) Stuhles erhöht.

Tipps

siehe Verstopfung

Flüssigkeitsmangel

Der menschliche Körper besteht zu 50 bis 80 % aus Wasser. Jeden Tag werden große Mengen über die Haut, Atmung und Nieren ausgeschieden und müssen ersetzt werden.

Bereits geringe Flüssigkeitsdefizite können gravierende Auswirkungen haben. Ein Wasserverlust von 10 % des Körpergewichts ruft schwere Krankheitserscheinungen hervor und kann bis zum Delirium führen. Ein Wasserverlust von 15 bis 25 % des Körpergewichts ist tödlich.

Wichtig ist die Aufklärung und Sensibilisierung des zu Pflegenden und seiner Angehörigen für eine ausreichende Flüssigkeitszufuhr sowie Kontrolle und Protokollierung seitens der Pflegekräfte.

Ursachen

Flüssigkeitsmangel entsteht entweder durch eine zu geringe Flüssigkeitszufuhr oder einen erhöhten Flüssigkeitsverlust. Dies kann folgende Ursachen haben:

- Geringes Durstempfinden: Bei älteren Menschen ist das Durstempfinden häufig abgeschwächt, daher nehmen sie eine drohende Körperaustrocknung nicht wahr.
- Ungünstige Trinkgewohnheiten: viele Leute sind über Jahre daran gewöhnt, wenig zu trinken. Oft wurde Kindern auch beigebracht, zum Essen nichts zu trinken, damit sie sich „nicht satt trinken" oder weil ein Getränk „den Magensaft verdünnt" – diese Argumente haben jedoch keine Gültigkeit mehr.
- Hitze: bei hohen Temperaturen kann der Körper bis zu 1,5 Liter Schweiß pro Stunde verlieren.
- Vermeidung: Häufig möchten ältere Menschen vermeiden, dass sie nachts auf die Toilette gehen müssen – oder sie möchten bei bestehender Inkontinenz das Wasserlassen vermeiden oder reduzieren – und trinken deswegen absichtlich wenig.
- Schluckstörungen: erschweren das Trinken.
- Akute und chronische Erkrankungen: z. B. Fieber, Durchfall, starkes Erbrechen, Herz- und Nierenerkrankungen, Diabetes beeinflussen den Flüssigkeitshaushalt.
- Medikamente: beispielsweise erhöhen Abführmittel oder Entwässerungstabletten die Flüssigkeitsausscheidung.

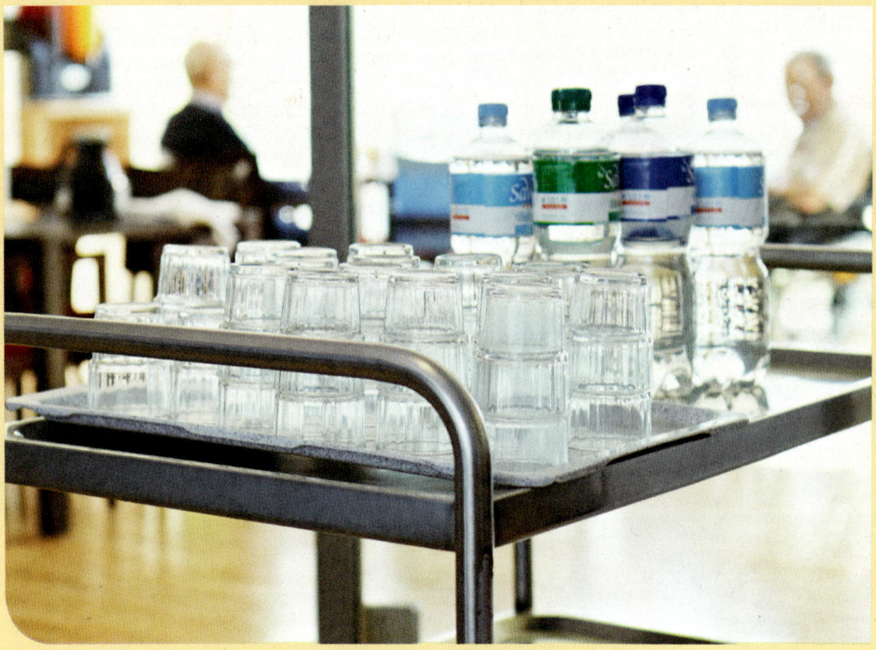

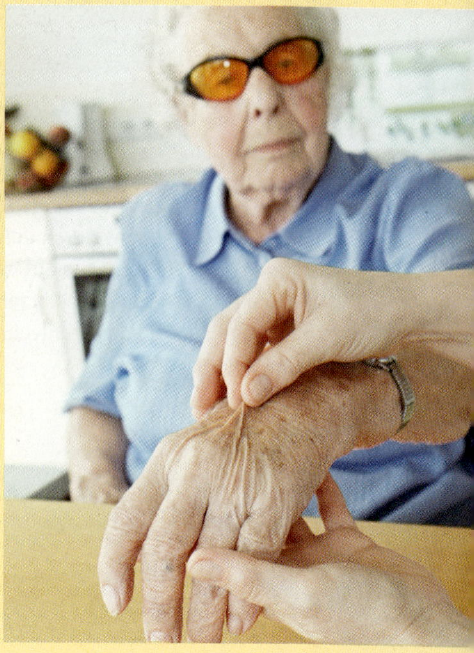

Folgen

- trockene Lippen und trockener Mund
- trockene Haut
- Schluckbeschwerden
- Blutdruckabfall
- körperliche Schwäche
- Gedächtnisstörungen und Verwirrtheit
- Appetitmangel
- Verdauungsbeschwerden, Verstopfung
- Herzrhythmusstörungen
- herabgesetzte Nierenfunktion

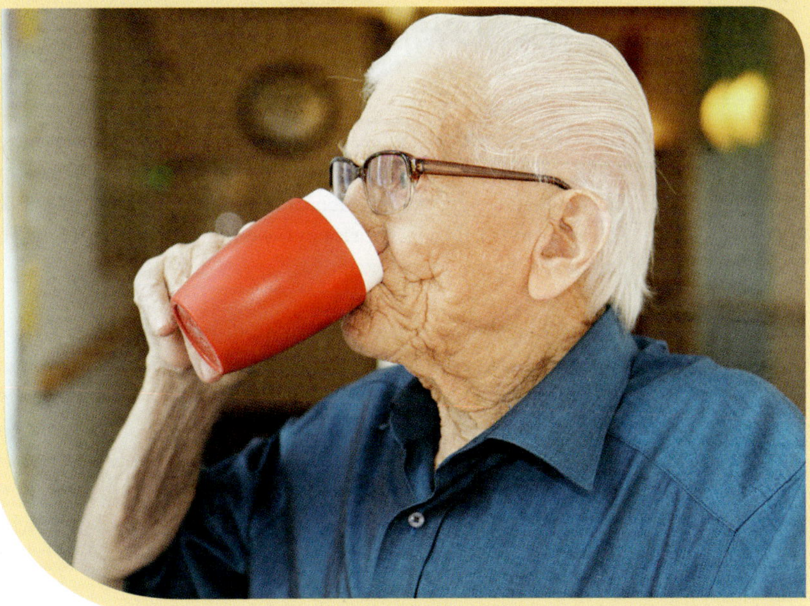

Tipps

- empfohlene Flüssigkeitszufuhr einhalten: mindestens sechs Gläser Flüssigkeit pro Tag
- Flüssigkeit über den Tag verteilen und darauf achten, dass nicht alles erst am Abend getrunken wird
- Anbieten wohlschmeckender Getränke, Abwechslung beim Getränkeangebot
- zu jeder Mahlzeit Getränke anbieten
- Getränke sichtbar platzieren
- geeignete Trinkgefäße einsetzen z. B. farbige Trinkgefäße, Becher mit Nasenausschnitt
- die tägliche Trinkmenge schon am Morgen bereitstellen
- flüssigkeitsreiche Lebensmittel wie Kaltschalen, Suppen, Obst und Gemüse anbieten
- Trinkprotokolle führen (eine Kopiervorlage finden Sie am Ende der Broschüre)

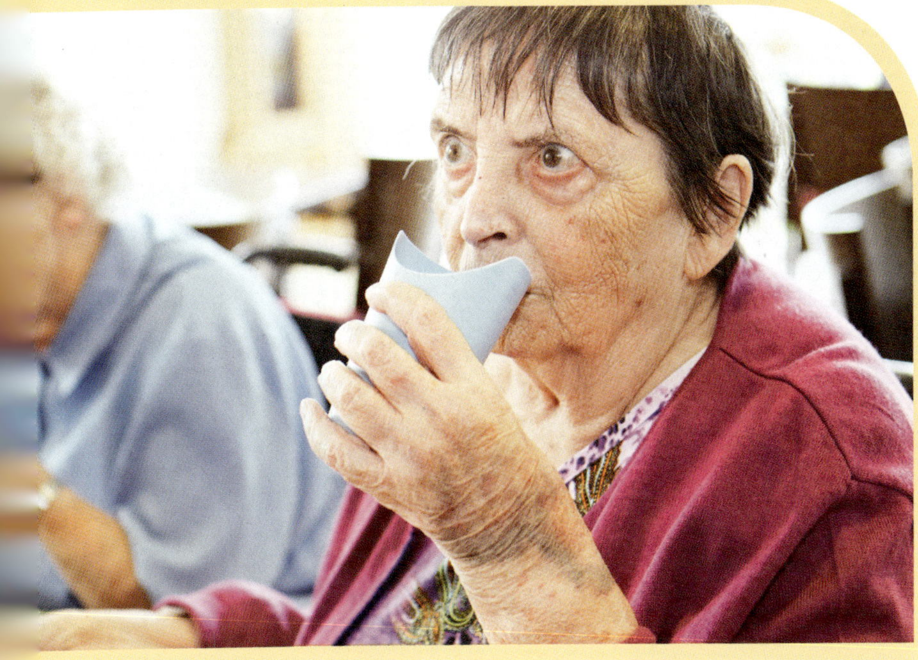

Gewichtsverlust

Das Körpergewicht ist ein Maß für den Energieversorgungszustand einer Person. Zwar ist die Übergewichtsproblematik in aller Munde, doch im höheren Lebensalter dominiert das Untergewicht als Problem. Es ist Zeichen einer chronischen Unterernährung, welches unbedingt beachtet und behandelt werden sollte. Grundsätzlich lässt sich ein Gewichtsverlust wieder ausgleichen. Jedoch ist dies im Alter sehr mühsam und schwer.

Das Körpergewicht wird mit einer Körperwaage ermittelt. Wichtig ist es, dass die Waage ebenerdig steht und die zu wiegende Person immer unter den gleichen Bedingungen zu wiegen: möglichst mit leerer Blase, in Unterwäsche oder leichter Hauskleidung und immer zur gleichen Tageszeit. Nur so sind aussagekräftige Verlaufskontrollen möglich. Das Ergebnis ist zu protokollieren. Normalerweise reicht eine monatliche Gewichtskontrolle. Nur in Akutsituationen, zur Therapiekontrolle und bei anhaltendem Gewichtsverlust sollte öfters gewogen werden. Jeder auffällige unbeabsichtigte Gewichtsverlust sollte abgeklärt werden, zur Orientierung kann auch ein Wert von mehr als 5 % Körpergewicht innerhalb von drei Monaten dienen.

Der sogenannte BMI (Body Mass Index) hilft bei der Bewertung des gemessenen Körpergewichts. Er gibt das Verhältnis von Körpergröße und Gewicht an:

$$\textbf{BMI = Körpergewicht (kg) : [Körperlänge (m)]}^2$$

Beispiel:
Bei einer Körpergröße von 1,60 m und einem Gewicht von 60 kg ergibt sich ein BMI von

$$\textbf{60 kg : (1,60 x 1,60)m}^2 \textbf{ = 23,4 kg/m}^2.$$

Ein BMI-Wert unter 20 kg/m² ist bei älteren Menschen Zeichen einer Unterernährung und erfordert Abklärung und ggf. geeignete Maßnahmen zur Verbesserung der Ernährungssituation. Da im hohen Alter bereits bei Werten unter 22 kg/m² ein erhöhtes Mortalitätsrisiko beobachtet wurde, ist auch bei einem BMI zwischen 20 und 22 kg/m² besondere Aufmerksamkeit für eine ausreichende Ernährung geboten.

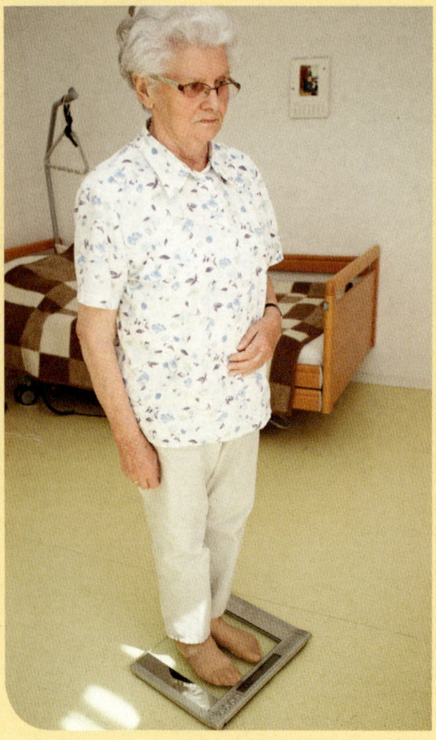
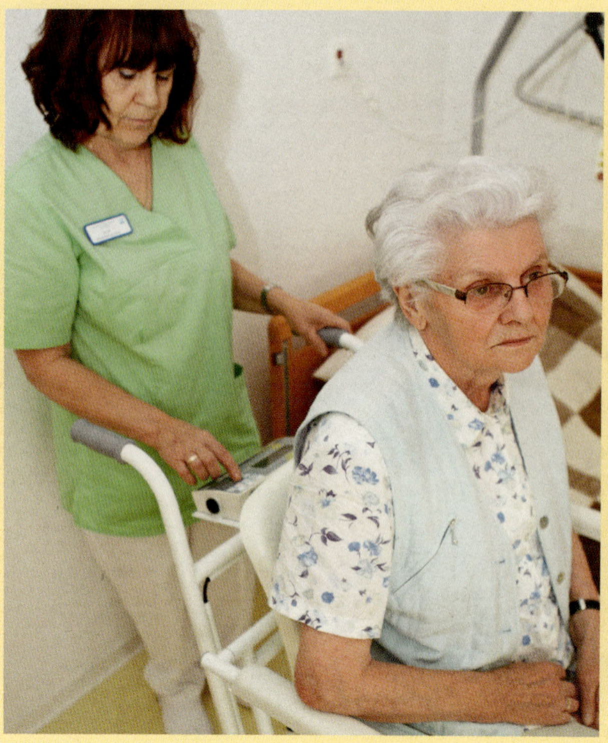
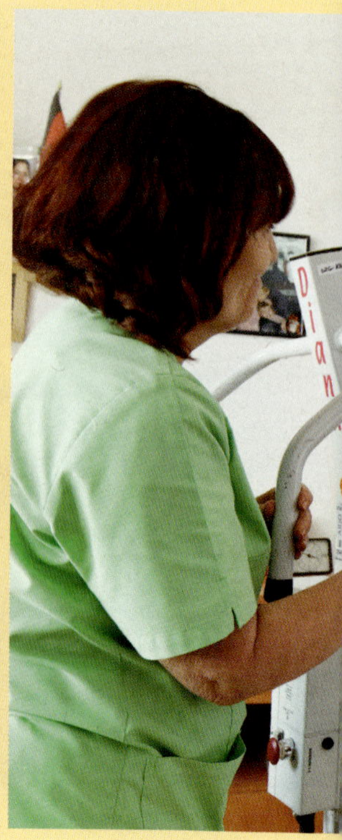

Ursachen

Ein Gewichtsverlust entsteht bei unzureichender Verzehrsmenge und/oder erhöhtem Bedarf, z. B. im Krankheitsfall.

Da sich hinter einem Gewichtsverlust ernsthafte Probleme verbergen können wie etwa Krebs, Altersdiabetes oder psycho-soziale Schwierigkeiten, müssen die Ursachen in jedem Fall geklärt werden. Häufig können sie behandelt werden und das Gewicht normalisiert sich bei entsprechender Ernährung wieder.

Folgen

Ein Gewichtsverlust bedeutet im Alter nicht nur Abbau der Fettreserven, sondern geht immer mit Verlusten der funktionell wichtigen fettfreien Körpermasse einher. Davon ist insbesondere die Muskulatur betroffen – Folgen sind körperliche Schwäche, Einschränkungen der Mobilität und Leistungsfähigkeit sowie ein erhöhtes Krankheits- und Mortalitätsrisiko (vgl. Folgen von Mangelernährung).

Tipps

- **Regelmäßiges Wiegen:** um einen Gewichtsverlust möglichst frühzeitig zu erkennen und entsprechend gegensteuern zu können.
- **Beobachten:** Sitzen die Kleider plötzlich lockerer? Muss der Gürtel enger geschnallt werden?
- **Ursachen klären:** Bei beobachtetem Gewichtsverlust immer die Ursachen klären und so weit wie möglich beseitigen.
- **Reduktionsdiäten:** Diese sollten nur nach Rücksprache mit dem Arzt stattfinden. Tendenziell rät man von Diäten zur Gewichtsabnahme ab, da eher Muskel- denn Fettmasse abgebaut wird. Bei massivem Übergewicht und bestehenden Begleiterkrankungen kann eine Gewichtsreduktion im Einzelfall dennoch sinnvoll sein, allerdings immer in Kombination mit körperlicher Aktivität, um die Muskelmasse so gut wie möglich zu erhalten.

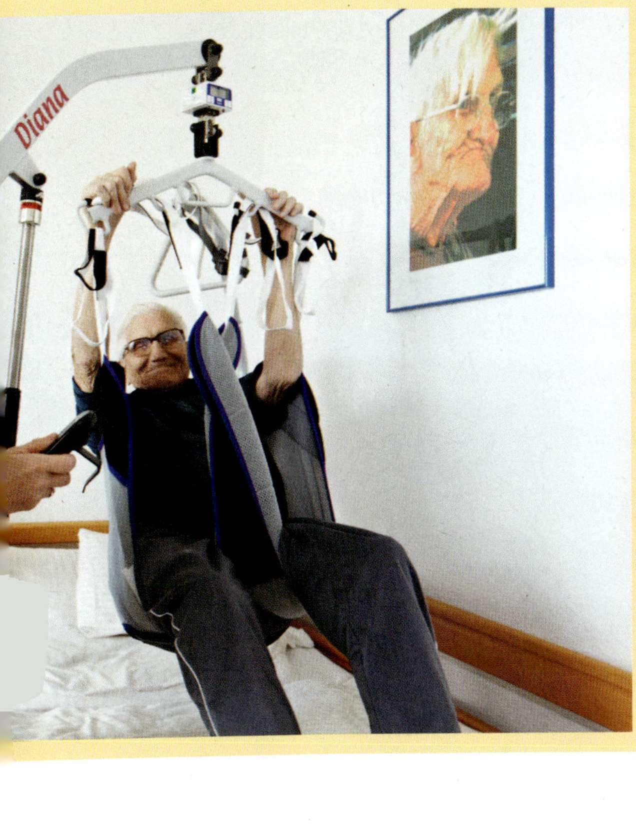

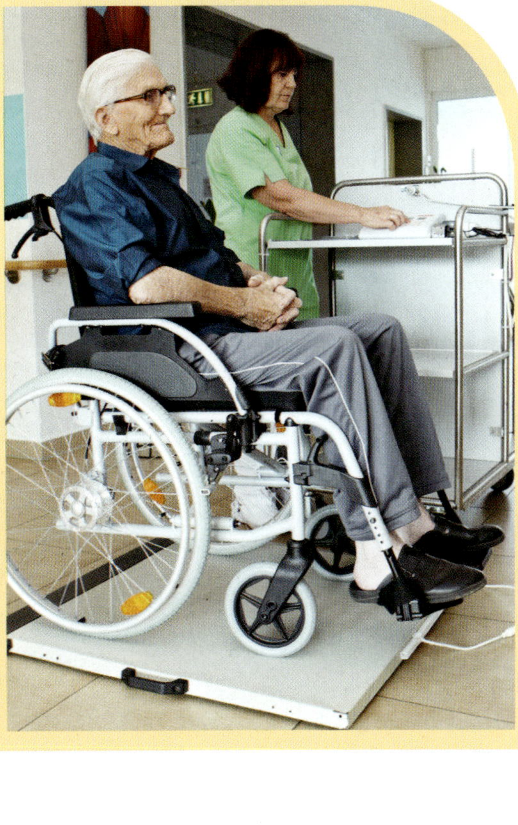

Kauprobleme

Das Essen beginnt mit dem Kauen: es dient der Zerkleinerung der Nahrung, der Speisebrei wird eingespeichelt und damit rutschfähiger und zum Teil werden auch im Mund schon Nährstoffe aufgespalten.

Kauen ist Voraussetzung einer funktionierenden Nahrungs- und Nährstoffaufnahme. Jede Veränderung im Mund-/Zahnbereich, sei sie krankheits- oder altersbedingt, birgt die Gefahr, dass nicht mehr ausreichend gekaut, eingespeichelt und geschluckt werden kann/wird.

Ursachen

Im Alter erfolgen viele Veränderungen an den Zähnen:

- Durch die jahrelange Abnutzung flachen Zahnkronen ab und durch den Verlust von Zähnen oder einseitige Belastung verschiebt sich die gesamte Zahnstellung. Als Folge sind Kaukraft und Kaufähigkeit geschmälert.
- Das Zahnfleisch bildet sich zurück: Die Zähne wirken verlängert, weil die Zahnhälse zum Vorschein treten, es können auch Zähne ausfallen.
- Eine Prothese wird erfahrungsgemäß als „Fremdkörper" im Mund empfunden. Die Gewöhnung daran ist umso schlechter, je länger eine Person bereits zahnlos ist.
- Die Speichelproduktion nimmt ab, die Zähne werden weniger remineralisiert und damit anfälliger für Karies.
- Die Schmerzempfindlichkeit an den Zähnen und am Zahnhals kann im Alter abnehmen. Karies wird deshalb häufig erst wahrgenommen, wenn Schäden bereits eingetreten sind. Wichtig ist ein regelmäßiger Zahnarztbesuch.
- Die Zungen- und Kaumuskulatur verliert an Kraft. Kräftige Kaubewegungen führen rasch zur Ermüdung. Als Folge wird die Nahrung häufig schlecht gekaut und nur gering mit Speichel durchmischt.

Darüber hinaus kann es weitere Ursachen für Kaubeschwerden geben:

- Infektionen: Pilz-, Hefebefall durch mangelhafte Mundhygiene
- Entzündungen im Mund-Rachenraum, z. B. durch Druckstellen der Prothese oder auch durch harte, scharfkantige Lebensmittel.
- Mundtrockenheit

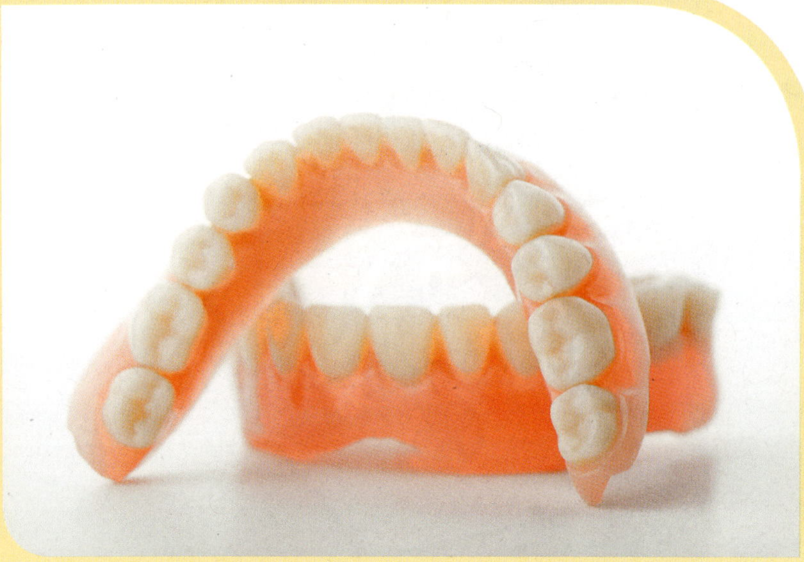

Folgen

Jede Veränderung im Mund-/Zahn-/Rachenbereich birgt die Gefahr, dass nicht mehr ausreichend gekaut, eingespeichelt und geschluckt werden kann/wird. Die Lebensmittelauswahl wird auf weiche, leicht kaubare Lebensmittel beschränkt, die Ernährung kann dadurch einseitig werden und nicht mehr alle Nährstoffe in ausreichender Menge enthalten. Folgen können Mangelernährung und Unterversorgung sein.

Ein schlechter Zahnstatus kann auch dazu führen, dass ein älterer Mensch sich schämt und gemeinsames Essen meidet.

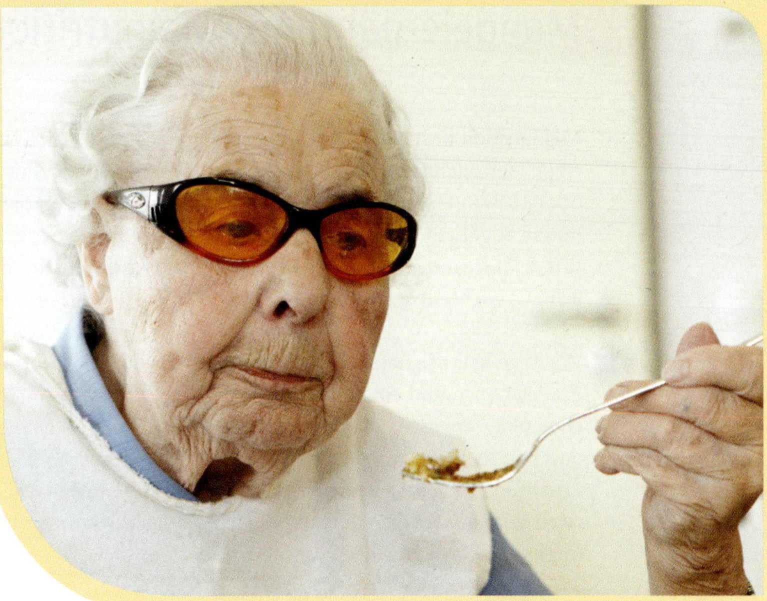

Tipps

- harte Lebensmittel vermeiden oder fein zerkleinern
- harte Krusten und Schalen entfernen
- Lebensmittel so lange kochen, bis sie weich sind
- Gemüse in Form von Gemüsesaft, blanchiertem oder gedünstetem Gemüse reichen
- Nahrung fein pürieren oder passieren
- Obst und Rohkost fein reiben
- statt Müsli können Haferbreie mit Obst angeboten werden

Gute und regelmäßige Mund- und Zahnpflege ist wichtig:

- Nach dem Essen den Mund mit Wasser ausspülen, um Essensreste zu entfernen.
- Mindestens zweimal am Tag die Zähne gründlich reinigen, Zahnersatz ebenso.
- Eventuell kann eine elektrische Zahnbürste besser gehandhabt werden als eine Handzahnbürste.
- Ggf. sollten Spezialzahnbürsten, Interdentalbürsten und Zahnseide zum Einsatz kommen.
- Fluoridhaltige Zahncremes verwenden.
- Regelmäßige professionelle Zahnreinigung durch den Zahnarzt oder Dentalhygieniker, mindestens zweimal pro Jahr.

Lebensmittelinfektionen

Senioren zählen zu den besonders empfindlichen Personengruppen, da das Immunsystem im Alter geschwächt ist. Da mikrobiologische Risiken bei der Verpflegung besonders empfindlicher Personen von enormer Bedeutung sind, muss die Infektionsgefahr minimiert und auf hygienischen Umgang mit Lebensmitteln besonderer Wert gelegt werden.

Je nachdem ob Lebensmittel in der Gemeinschaftsverpflegung oder im Privathaushalt verarbeitet und angeboten werden, werden unterschiedliche Anforderungen gestellt. Ausführliche Informationen zum Thema „Lebensmittelinfektionen" finden Sie in weiterführenden Broschüren auf Seite 64.

Mangelernährung (Malnutrition)

Malnutrition beschreibt eine unzureichende Zufuhr von Energie sowie Makro- und Mikronährstoffen. Sie ist gekennzeichnet durch einen Gewichtsverlust von 5 % des Körpergewichts innerhalb von drei Monaten oder 10 % innerhalb von sechs Monaten. Dabei werden die körpereigenen Fettreserven, aber auch Muskelmasse abgebaut. Durch entsprechende Ernährung lässt sich der Gewichtsverlust zwar wieder ausgleichen, d. h. er ist reversibel, dies ist aber mit erheblichen Anstrengungen verbunden und oft wird das ursprüngliche Gewicht nicht wieder erreicht.

Wichtige Warnsignale für Mangelernährung sind eine auffällige Abnahme des Appetits bzw. der üblichen Essensmenge und ein unbeabsichtigter Gewichtsverlust. Auch ein erniedrigter BMI (<20 kg/m^2) ist ein Zeichen einer unzureichenden Ernährung. Wichtig ist es, Mangelernährung möglichst frühzeitig zu erkennen und bereits beim Vorhandensein von Risikofaktoren für Mangelernährung präventiv auf eine ausreichende Ernährung zu achten. Bei alleine lebenden älteren Menschen kann ein Blick in den Kühlschrank aufschlussreich sein: Finden sich dort nur einzelne oder verdorbene Lebensmittel, ist die Ernährungsversorgung offensichtlich nicht gewährleistet.

Ursachen und Risikofaktoren

Mangelernährung kann vielerlei Ursachen haben, diese können sowohl organischer als auch psychosozialer Art sein.

Organische Ursachen	Psycho-soziale Ursachen
• Akute Erkrankungen, z. B. Infektionen, Darmerkrankungen • Schmerzen • Kaubeschwerden • Schluckbeschwerden • Verwirrtheit, Demenz • körperliche Behinderungen	• Isolation, wenig Ansprache • Tod eines Angehörigen • geringes Einkommen • Umzug in ein Heim • Depressionen • chronischer Alkoholismus • wenig Einkaufsmöglichkeiten • Stress

Folgen

Die Folgen der Mangelernährung sind vielfältig (siehe auch Kapitel Gewichtsverlust).
Sie verstärken den altersbedingten Abbau von Muskelmasse und -funktion und können langfristig zu Pflegebedürftigkeit führen:

- geringe Abwehrkräfte
- Apathie, Müdigkeit
- geringe Leistungsfähigkeit
- erhöhtes Sturz- und Frakturrisiko
- verminderte Wundheilung
- beeinträchtigte Organfunktionen
- erhöhte Krankheitsanfälligkeit
- erhöhtes Komplikationsrisiko bei Krankheiten und Operationen
- langsamere Krankheitsgenesung
- geringere Lebenserwartung

Besonders gravierend ist es, dass schnell ein „Teufelskreis der Mangelernährung“ entsteht, der nur schwer zu durchbrechen ist.

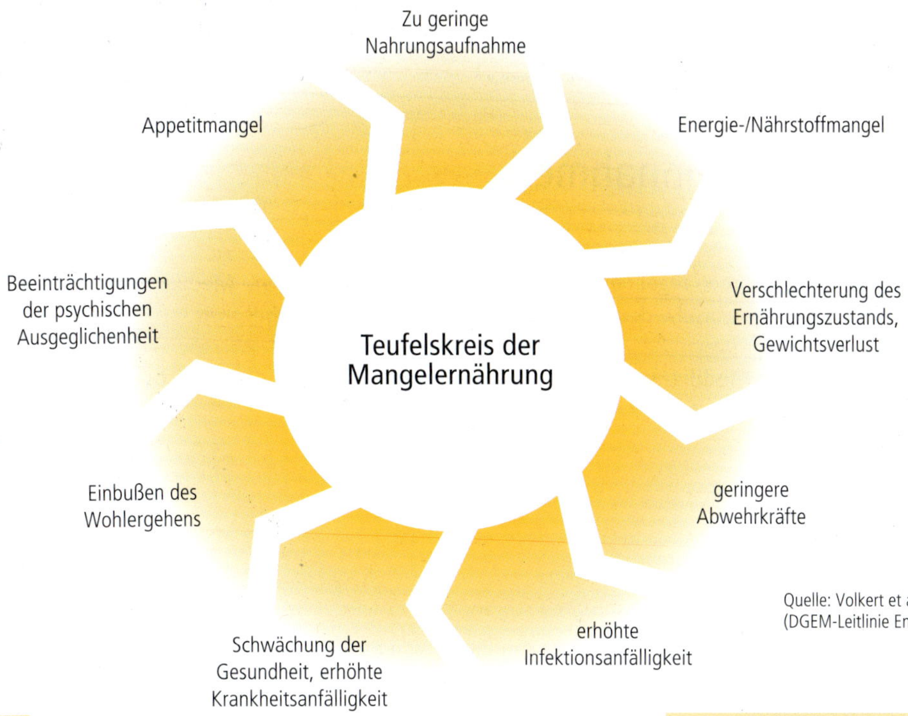
Zu geringe Nahrungsaufnahme
Energie-/Nährstoffmangel
Verschlechterung des Ernährungszustands, Gewichtsverlust
geringere Abwehrkräfte
erhöhte Infektionsanfälligkeit
Schwächung der Gesundheit, erhöhte Krankheitsanfälligkeit
Einbußen des Wohlergehens
Beeinträchtigungen der psychischen Ausgeglichenheit
Appetitmangel
Teufelskreis der Mangelernährung

Quelle: Volkert et al, Akt Ernährungsmed 2004
(DGEM-Leitlinie Enterale Ernährung in der Geriatrie, Teil 1)

Tipps

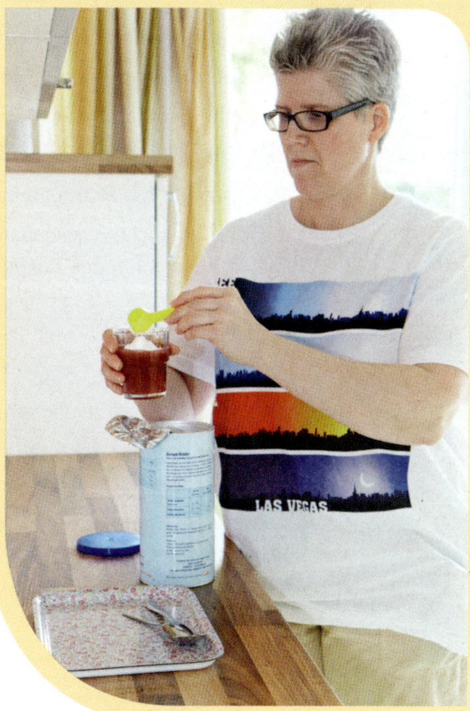
LAS VEGAS

Allgemeine Tipps

- Appetit, Essensmenge und Körpergewicht beobachten
- Ursachen des Gewichtverlustes ergründen und beseitigen
- Anbieten von attraktiven, kleinen Mahlzeiten (große Portionen können überfordern und bedrängend wirken)
- immer zum Essen ermutigen, niemals zwingen
- auf geschmackliche Vorlieben eingehen
- zum gemeinsamen Essen mit anderen ermutigen und dies ermöglichen
- Essen in ruhiger und harmonischer Umgebung anbieten
- genügend Zeit zum Essen lassen

Nahrungszusammensetzung

- energiereiche, leicht verdauliche Kost anbieten
- Einsatz von hochkalorischer Trinknahrung
- Anreichern der Nahrung mit energiereichen Lebensmitteln, zum Beispiel Öl, Sahne, Butter
- Anreichern der Nahrung mit energie- und eiweißreichem Pulver
- Anbieten von Obst- und Gemüsesäften: sie sind schmackhaft, liefern Energie und gleichzeitig Flüssigkeit
- bei ausgeprägter Mangelernährung langsam an steigende Nahrungszufuhr gewöhnen
- ausgewogen, vitamin- und mineralstoffreich (Mangelernährung ist mit einem Mangel an allen Nährstoffen verbunden)

Energiereiche Lebensmittel

Zunehmen ist nur möglich, wenn die Nahrung mehr Energie enthält als der Körper benötigt. Wichtig ist es, energiereich zu essen, ohne vorzeitig satt zu werden. Daher ist es empfehlenswert, mehrere kleine Mahlzeiten über den Tag zu verteilen, am besten fünf bis sechs kleinere Mahlzeiten. Damit kann auch einem vorzeitigen Völlegefühl entgegengewirkt werden. Als Zwischenmahlzeit eignen sich z. B. Sahnejogurt, kleine Brotmahlzeiten mit Käse und Butter, Obstkuchen, Schokolade oder auch Eis. Herzhafte Suppen können mit einem Schuss Sahne oder hochwertigen Ölen verfeinert werden. Eventuell können Trinknahrungen ergänzend eingesetzt werden. Alles, was schmeckt und vertragen wird, darf gegessen werden, es gelten hierbei die Grundsätze, die auch bei Appetitlosigkeit gelten.

Medikamenteneinnahme

Viele ältere Menschen nehmen regelmäßig Medikamente ein, meist mehrere Medikamente gleichzeitig. Dabei werden mögliche Wechselwirkungen mit der Ernährung oft nicht überprüft.

Möglicher Einfluss von Medikamenten auf die Ernährung

- Appetitlosigkeit
- Übelkeit, Erbrechen
- Mundtrockenheit
- Beeinträchtigung von Geruchs- und Geschmacksempfinden
- Müdigkeit: Medikamente können müde und schläfrig machen – je nach Dosierung und Einnahmezeitpunkt kann dies Essantrieb und Essfähigkeit stören.
- Nährstoffmangel: Medikamente können die Aufnahme von bestimmten Inhaltsstoffen aus der Nahrung beeinträchtigen oder zu einer verstärkten Ausscheidung bestimmter Inhaltsstoffe führen.

Möglicher Einfluss von Nahrung auf Medikamente

- verzögerte Aufnahme der Medikamente, z. B. bei fettreicher oder ballaststoffreicher Ernährung
- schnellere Aufnahme des Medikaments, z. B. bei fettarmer Kost
- verstärkte Medikamentenwirkung, z. B. durch Alkohol oder Kaffee
- geschwächte Medikamentenwirkung, z. B. bei eiweiß- und fettreicher Kost
- Bildung von nicht-verwertbaren Komplexen aus Bestandteilen von Medikamenten und Nahrung, sodass die Arznei nicht in den Körper aufgenommen wird.

Tipps

- Überprüfen Sie alle eingenommenen Medikamente
- Lesen Sie den Beipackzettel der Medikamente genau durch und achten auf mögliche Nebenwirkungen, die die Ernährung beeinflussen können.
- Der alte Mensch sollte keine Medikamente einnehmen, die nicht vom Arzt verordnet oder mit ihm abgesprochen wurden.
- Wenn Sie Wechselwirkungen oder Unverträglichkeiten vermuten, halten Sie Rücksprache mit dem Arzt.

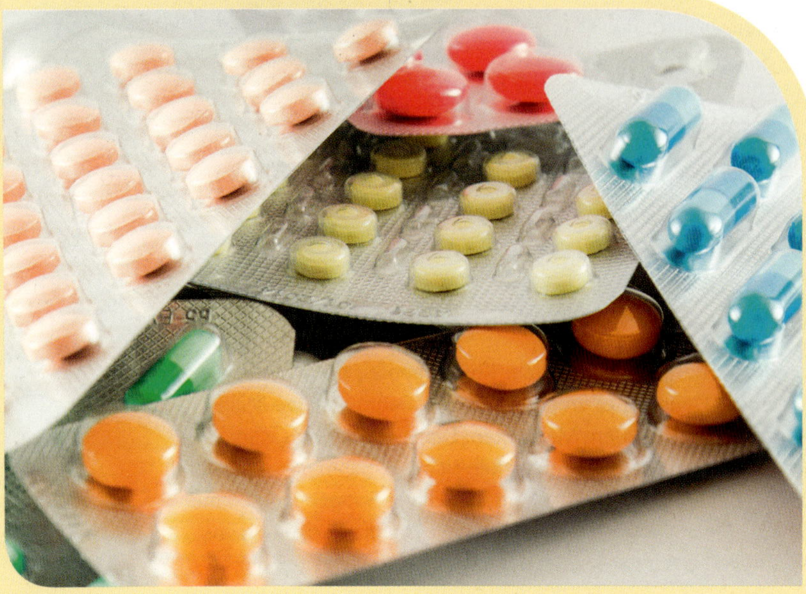

- Reichen Sie die Medikamente immer zusammen mit Wasser.
- Bitten Sie die Angehörigen, eine Liste mit allen eingenommenen Medikamenten zusammenzustellen und bewahren Sie diese an einem gut zugänglichem Ort auf.

Milchzuckerunverträglichkeit (Laktoseintoleranz)

In höherem Lebensalter kann es zu einer Milchzuckerunverträglichkeit kommen, d. h. der Milchzucker (Laktose) kann im Dünndarm nicht abgebaut werden. Milchzucker kommt in Milch und allen daraus hergestellten Produkten vor.

Ursachen

Milchzuckerunverträglichkeit kann genetisch bedingt sein, meist tritt sie in höherem Alter durch die altersbedingt nachlassende Bildung des milchzuckerverdauenden Enzyms Laktase auf.

Folgen

Milchzucker kann im Dünndarm nicht abgebaut werden, er gelangt dann in den Dickdarm, wird dort von den Darmbakterien vergoren und es kann zu Blähungen, Durchfall und Krämpfen kommen.

Tipps

- Bei Verdacht auf Milchzuckerunverträglichkeit sollte Milch und daraus hergestellte Produkte gemieden werden. Bleiben dann die Symptome aus, ist es wahrscheinlich, dass eine Milchzuckerunverträglichkeit vorliegt. Es gibt auch verschiedene Untersuchungsmethoden, um dies abzuklären.
- Die Milchzuckerunverträglichkeit kann unterschiedlich stark ausgeprägt sein: Einige Menschen tolerieren kleine Mengen Milchzucker über den Tag verteilt (z. B. Milch in Kaffee) gut, bei anderen lösen diese Mengen bereits Symptome aus.
- Gesäuerte Milchprodukte wie Jogurt, Quark, Käse enthalten weniger Milchzucker als ungesäuerte (Milch). Sie können vorsichtig prüfen, ob gesäuerte Michprodukte vertragen und ob geringe Mengen Milch toleriert werden.
- Auch Lebensmittel, die nicht aus Milch hergestellt wurden, können Milchzucker enthalten, z. B. Wurst- und Backwaren. Deswegen: Achten Sie aufs Etikett – mögliche Bezeichnungen auf der Zutatenliste sind zum Beispiel „Milchzucker“, „Laktose“ oder „Enthält Milchbestandteile“.
- Inzwischen gibt es eine Vielzahl laktosefreier Milchprodukte im Handel.

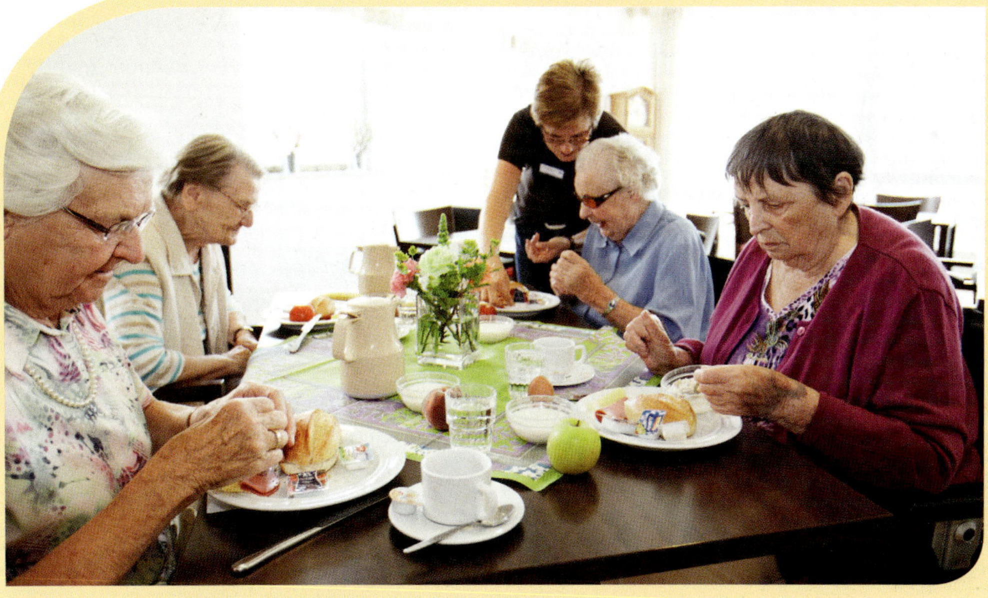

Mundtrockenheit (Xerostomie)

Pro Tag werden normalerweise rund 1,5 Liter Speichel gebildet. Auch im Alter werden üblicherweise ausreichende Speichelmengen produziert. Dennoch tritt eine Mundtrockenheit bei älteren Menschen häufig auf, und zwar als Nebeneffekt bestimmter Erkrankungen und der Medikamenteneinnahme. Dabei ist Mundtrockenheit ist mehr, als dass „die Spucke wegbleibt": Speichel erfüllt eine Reihe von wichtigen Funktionen: er schützt vor Bakterien, remineralisiert die Zähne, ermöglicht problemloses Kauen und Schlucken, leitet erste Verdauungsprozesse ein und setzt Geschmackssubstanzen aus der Nahrung frei.

Ursachen

Vielfach ist eine unzureichende Flüssigkeitszufuhr die wesentliche Ursache von Mundtrockenheit. Aber auch Mundatmung, bestimmte Medikamente, Diabetes mellitus, Bestrahlungstherapie, Entzündungen der Speicheldrüsen oder emotionaler Stress können Verursacher sein.

Folgen

- Unangenehmes, trockenes Gefühl, Brennen
- Kau- und Schluckbeschwerden
- Sprechbeschwerden
- Mundgeruch
- erhöhte Infektionsgefahr im Mund (z. B. Soor)
- Mundschleimhautentzündungen
- Zahnprobleme
- Zungenunbeweglichkeit (die Zunge klebt am Gaumen)

Mundtrockenheit ist sehr störend, kann die Lebensqualität massiv beeinflussen und auch die Essensaufnahme beeinträchtigen.

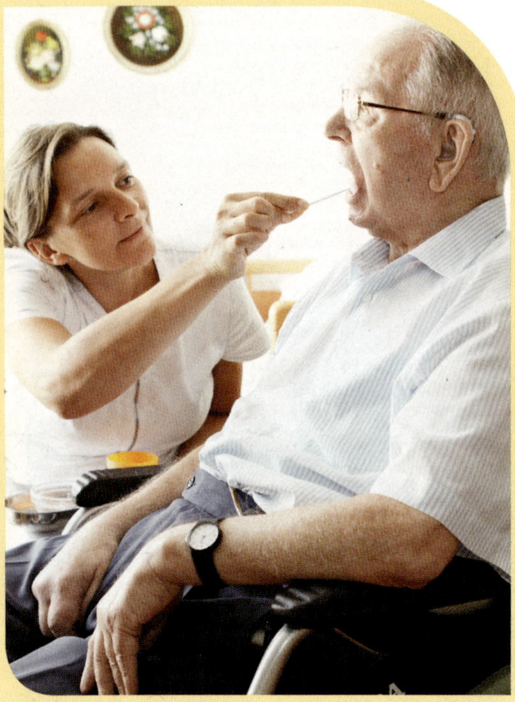

Tipps

- ausreichend Trinken
- stetes Befeuchten des Mundes durch Flüssigkeit
- Pflegen der Lippen
- Lutschen von sauren Bonbons (nur bei intakter Mundschleimhaut)
- Lutschen von kleinen Eiswürfelchen: Diese kann man z. B. auch mit etwas Zitronensaft herstellen. Dann haben sie Geschmack und gleichzeitig regt die Säure die Speichelproduktion an (Saures ist jedoch nur bei intakter Mundschleimhaut empfehlenswert!)
- bei ausgeprägter Mundtrockenheit hilft ein künstlicher Speichelersatz, der in den Mund gesprüht wird.

Meist ist Mundtrockenheit reversibel, das bedeutet, dass sie durch reichliches Trinken und Behandlung der zugrunde liegenden Ursache beseitigt werden kann.

Osteoporose

Zurzeit wird geschätzt, dass rund 7,8 Millionen Menschen in Deutschland an Osteoporose leiden. Osteoporose ist eine Erkrankung des Skeletts, die durch einen übermäßigen Abbau der Knochensubstanz und der Knochendichte gekennzeichnet ist. Sie wird auch als Knochenschwund bezeichnet und macht die Knochen anfälliger für Brüche (Frakturen).

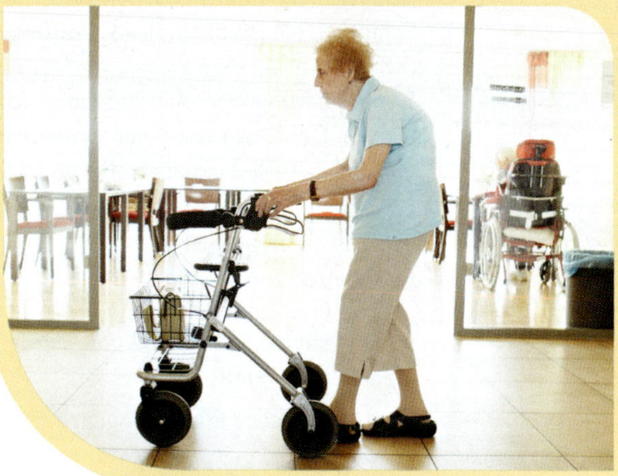

Im Alter von ungefähr 30 Jahren erreicht der Mensch die maximale Knochendichte, danach nehmen Knochenmasse und –dichte ab. Der Knochenabbau erfolgt langsam, stetig und schmerzfrei. Je größer der Kalziumvorrat (hohe Knochendichte) ist, der in jungen Jahren angelegt wurde, desto später tritt Osteoporose ein.

Ursachen

- Menopause: Sehr häufig sind Frauen nach der Menopause betroffen, da durch den Abfall der weiblichen Hormone (Östrogene) ein vermehrter Kalziumabbau stattfindet.
- Schilddrüsenüberfunktion
- mangelhafte Kalziumaufnahme (z. B. nach Magen(teil) entfernung)
- mangelnde Bewegung, vor allem im Freien
- Cortisontherapie

Folgen

Die Betroffenen bemerken eine Osteoporose meist erst dann, wenn Schäden eintreten. Hierzu gehören:

- Rückenschmerzen
- Rundrückenbildung, gebeugte Körperhaltung
- erhöhte Knochenbrüchigkeit, Knochenbrüche heilen teilweise nur schwer (dadurch eingeschränkte Bewegungsfähigkeit, die eine anschließende Pflegebedürftigkeit nach sich ziehen kann)

Kalziumreiche Lebensmittel	Portion in Gramm	Kalziumgehalt (mg) pro Portion
Vollmilch 3,5 %	1 Glas, 250 ml	300
Gouda 45 % i.Tr.	1 Scheibe, 30 g	287
Grünkohl, gekocht	135 g	239
Edamer 45 % i.Tr.	1 Scheibe, 30 g	203
Jogurt 3,5 %	1 Becher, 150 g	180
Molke, süß	1 Glas, 250 ml	170
Brokkoli, gekocht	135 g	117
Scholle	150 – 200 g	104 – 138
Porree, gekocht	135 g	89
Weißkohl, gekocht	135 g	59,
Apfelsine, roh	125 g	50
Möhren, gekocht	135 g	39

Quelle: http://www.aid.de/downloads/pyramide_tabelle_portionsgroesse.pdf
http://ernaehrungsstudio.nestle.de/start/fitnessvitalitaet/Fitness/trockenobst.htm

Tipps

Der Abbauprozess des Knochens kann nicht gestoppt, wohl aber verzögert werden. Hier sind vor allem Alltagsbewegung, Aufenthalt an der Luft (Sonne) und ausreichende Versorgung mit Vitamin D, Kalzium und Phosphor über die Nahrung entscheidend. Hormonzufuhr, Vitaminsupplemente und Hormonersatztherapie werden derzeit sehr kontrovers diskutiert. Hierzu ist in jedem Fall eine Einzelbetrachtung und ärztliche Behandlung unabdingbar.

- reichlich Milchprodukte verzehren: Milch, Käse, Jogurt
- gute Kalziumlieferanten sind auch: grünes Blattgemüse, Lauch, Brokkoli
- kalziumreiches Mineralwasser wählen: idealerweise mehr als 250 mg Kalzium pro Liter und weniger als 200 mg Natrium (siehe Etikett)
- manchen Speisen kann Milchpulver als Kalziumlieferant beigegeben werden (z. B. Kartoffelbrei, Soßen, Knödel)
- regelmäßige Bewegung, vor allem an der frischen Luft – besonders geeignet sind Radfahren, Wandern

Schluckstörungen (Dysphagie)

Schlucken ist für uns eine Selbstverständlichkeit, über die wir in der Regel gar nicht nachdenken. Dabei ist Schlucken ein hochkomplexer Vorgang, der die Koordination von über 50 Muskelpaaren erfordert.

Schluckstörungen sind recht häufig, schätzungsweise leiden 7 bis 22 % der über 65-Jährigen an Schluckstörungen. Der Anteil steigt mit zunehmendem Alter. Es wird geschätzt, dass circa 45 % aller Heimbewohner eine Schluckstörung haben. Art und Schweregrad von Schluckstörungen können sehr unterschiedlich sein.

Ursachen

Auch wenn die Schluckfunktion mit dem Alter leicht abnimmt, sind ausgeprägte Schluckstörungen zumeist krankheitsbedingt:

- Neurologische Erkrankungen: z. B. Schlaganfall, Demenz, ALS, Parkinson, Multiple Sklerose
- Strukturelle Veränderungen: Muskelbeschädigungen z. B. durch Operationen, Bestrahlungen
- Tumore
- Medikamente, die schläfrig machen oder die Muskeln zum Erschlaffen bringen
- Verletzungen: Schädigung von koordinierenden Nerven durch eine Verletzung (z. B. Schädeltrauma)
- Ungenügende Speichelproduktion: es fehlt Speichel zum leichten Schlucken
- Psychische Probleme („etwas schnürt einem buchstäblich den Hals zu")

Folgen

In jedem Fall führt eine Schluckstörung zu einer Veränderung der Ernährungsweise, weil bestimmte Speisen und Getränke nicht mehr oder nur in unzureichender Menge gegessen und getrunken werden können. Essen bereitet keine Freude mehr, sondern wird als Last empfunden und das gemeinsame Essen mit anderen Menschen wird gemieden, weil es mit Einschränkungen einhergeht, denen andere Menschen nicht unterliegen. Bei schweren Schluckstörungen ist die Nahrungsaufnahme durch den Mund nicht mehr möglich und eine Sondenernährung erforderlich.

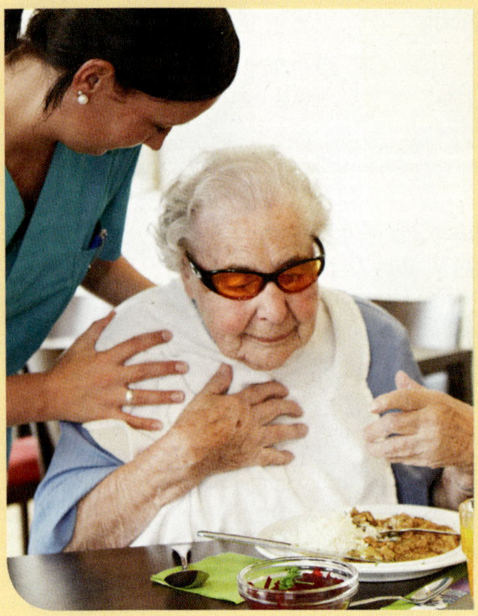

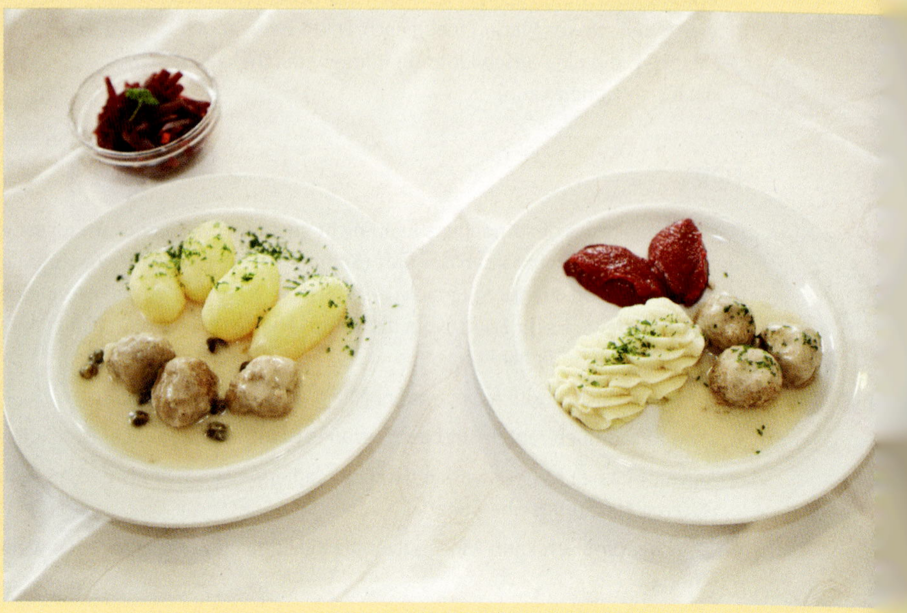

In jedem Fall besteht bei Schluckstörungen die Gefahr der quantitativen und qualitativen Mangelernährung mit allen negativen Konsequenzen (siehe auch Kapitel Mangelernährung).

Weitere Folgen

- Aspiration von Nahrung (Verschlucken, Nahrung gelangt in die Luftröhre), Lungenerkrankungen, Gefahr des Erstickens.
- Nahrungs- und Tablettenreste können in der Speiseröhre hängen bleiben. Dies kann zu Verletzungen und Entzündungen führen.
- Sozialer Rückzug, da Essen in Gemeinschaft als schwierig empfunden wird.
- Verlust von Lebensqualität.

Tipps

Das Wichtigste bei Schluckstörungen ist, Art, Ausmaß und Ursache der Störung durch Arzt und Schlucktherapeut abklären zu lassen. Diese legen auch die passende Kostform fest. Dementsprechend muss die Auswahl geeigneter Lebensmittel und Anpassung der Konsistenz erfolgen:

- Adaptierte/weiche Kost
- Teilpürierte Kost
- Pürierte Kost
- Passierte dickflüssige bzw. breiige Kost

Der zu Pflegende sollte die Kostform erhalten, die vom Arzt bzw. Schlucktherapeuten festgelegt wurde.

Voraussetzungen für die orale Versorgung

- der zu Pflegende muss ausreichend wach und aufmerksam sein
- Lippen und Mund müssen während des Schluckens verschlossen werden können
- Schlucken von Speichel sollte möglich sein
- genügend starker Hustenausstoß sollte vorhanden sein
- der Schluckreflex muss stimulierbar sein
- das Halten von Oberkörper- und Kopf während des Essens (Schlucken) muss gewährleistet sein

Allgemeine Tipps
Es gibt viele Übungen für Zunge, Lippen und Kiefer, um die Muskulatur zu stärken und den Schluckvorgang zu verbessern. Hier kann ein Logopäde helfen.

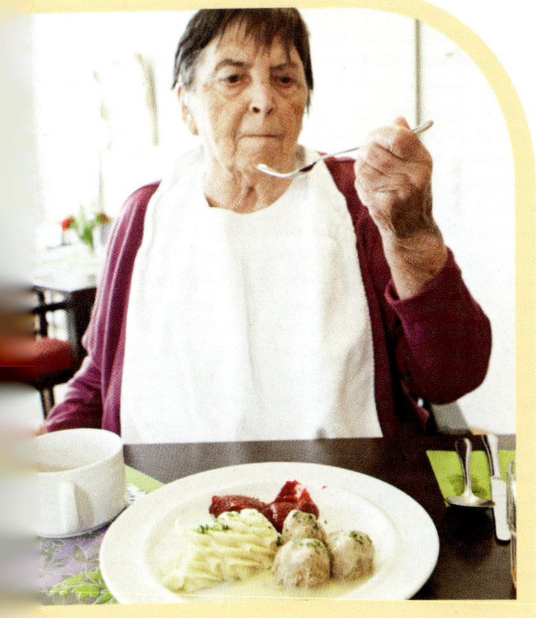

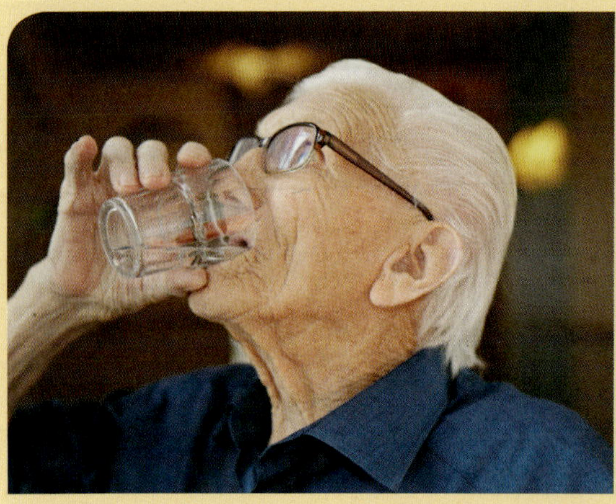

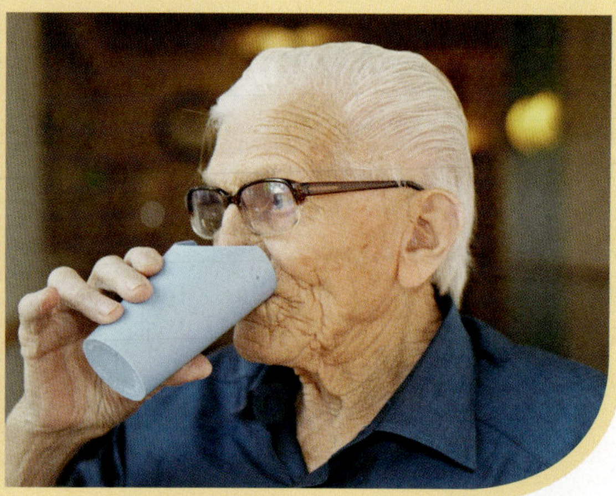

Tipps zum Trinken

- Geeignete Trinkgefäße benutzen: Menschen mit Schluckstörungen sollten den Kopf nicht zu weit nach hinten strecken, denn dies führt zur Öffnung der Kehlkopfklappe, sodass Speisereste in die Luftröhre gelangen können. Spezielle Trinkgefäße (z. B. Becher mit Nasenausschnitt) ermöglichen das Trinken mit normaler Kopfhaltung
- keine Strohhalme verwenden: große Aspirationsgefahr!
- Getränke mit speziellen Dickungsmitteln andicken (in der Apotheke erhältlich)

Tipps für passierte/pürierte Kost

Nach Möglichkeit sollte das Essen vor dem Pürieren gezeigt und dann erst püriert werden. Die einzelnen Komponenten sind getrennt zu pürieren und auf dem Teller anzurichten. Günstig ist auch das Formen der pürierten Kost, damit es ansprechender aussieht.

Die Konsistenz der Nahrung sollte einheitlich sein: keine Samen, Kerne oder Fasern. Das gilt nicht nur für die einzelne Mahlzeitenkomponente, sondern für die gesamte Mahlzeit. Unterschiedliche Konsistenzen führen oft zu Verschlucken.

Vorbereitung

- Aufrecht und gerade Sitzen, idealerweise am Tisch
- Arme leicht anwinkeln
- Kopf leicht beugen
- Rücken anlehnen und ggf. mit einem Kissen stützen
- dem Essen die volle Aufmerksamkeit schenken (kein Radio, Fernseher)
- für ruhige Essatmosphäre sorgen

Die Mahlzeit

- auf gutes Kauen achten
- nur kleine Speisemengen in den Mund nehmen (Teelöffel)
- nur kleine Schlucke trinken
- während des Kauens/Schluckens nicht reden
- Zeit lassen beim Essen, kleine Esspausen machen

Nach der Mahlzeit

- Nach dem Essen sollte der zu Pflegende noch circa 15 Minuten aufrecht sitzen (oder im Bett schräg gelagert) bleiben.
- sorgfältige Mundhygiene zur Vorbeugung von Infektionen durch Spülungen und Ausstreichen des Mundes mit Reinigungsstäbchen.

Sinneswahrnehmungen lassen nach: sehen, schmecken, riechen

Wir nehmen die Welt mit unseren Sinnen wahr, sie sind unsere „Fenster zur Welt“, die es uns ermöglichen, in Kontakt zu treten und zu agieren.

Unsere Sinne machen „Sinn“, lassen uns die Welt als „sinnvoll“ (erfahrbar) erscheinen. Was passiert, wenn unsere Sinne die Dinge nicht mehr „wahr“nehmen können, uns täuschen, im Stich lassen oder wir nicht mehr genau einschätzen können, ob wir etwas „falsch und unzureichend“ wahrnehmen oder die Umwelt „falsch“ ist?

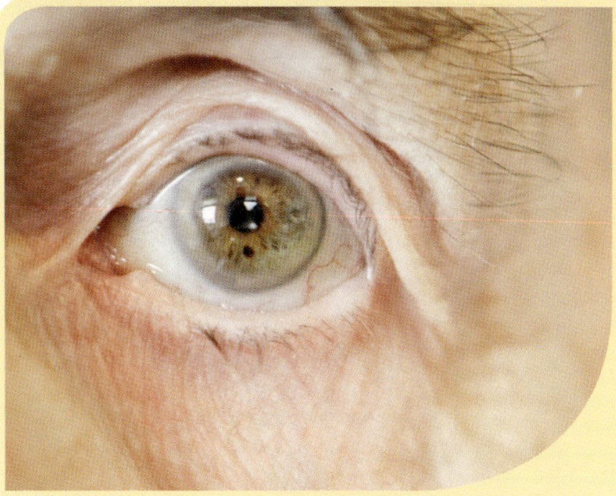

Wie schnell sich unsere Sinne täuschen lassen oder unterschiedliche Wahrnehmungen unseren Alltag prägen, verdeutlichen die manchmal widersprüchlichen Schilderungen von „Augenzeugen“ eines Unfalls. Jeder Zeuge wird aufgrund seiner eigenen Wahrnehmungen den Vorfall unterschiedlich erleben. Und jeder Zeuge wird mit Fug und Recht aussagen, seine Wahrnehmung sei „richtig“ oder „wahr“.

Sehen

Über 85 % unserer Umwelt nehmen wir über unseren Sehsinn, die Augen, auf. Die Farben, Formen, Kontraste der Lebensmittel geben uns eine Erwartung vor, noch bevor wir sie gegessen haben. Allein der Anblick lässt uns das Wasser im Mund zusammenlaufen oder aber schreckt uns ab. Wir sehen auch, wenn ein Lebensmittel verfault oder verdorben ist.

Im Alter verändern sich die Sehschärfe sowie die Anpassung an Hell- und Dunkeleindrücke. Hinzu kommen Sehstörungen wie Grauer Star, Grüner Star oder diabetische Retinopathie. Können diese nicht oder nicht ausreichend behandelt werden, können ältere Menschen ihr Essen nicht mehr deutlich wahrnehmen. Somit kann es sein, dass sie

- die einzelnen Mahlzeitenkomponenten nicht erkennen,
- das Essen als weniger appetitlich empfinden und so die Lust am Essen sinkt („das Auge isst mit“),
- verdorbene Lebensmittel zu sich nehmen.

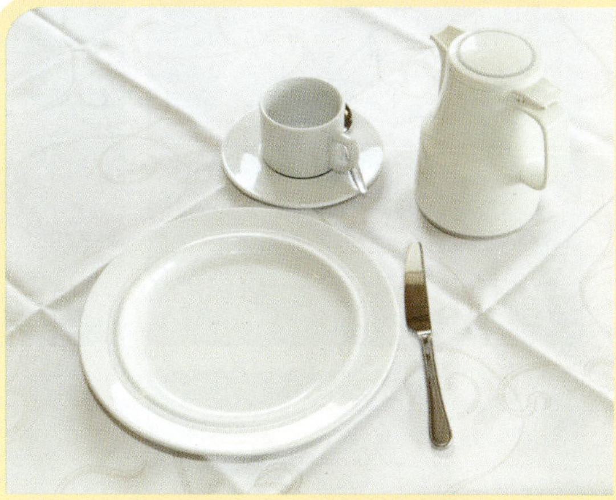

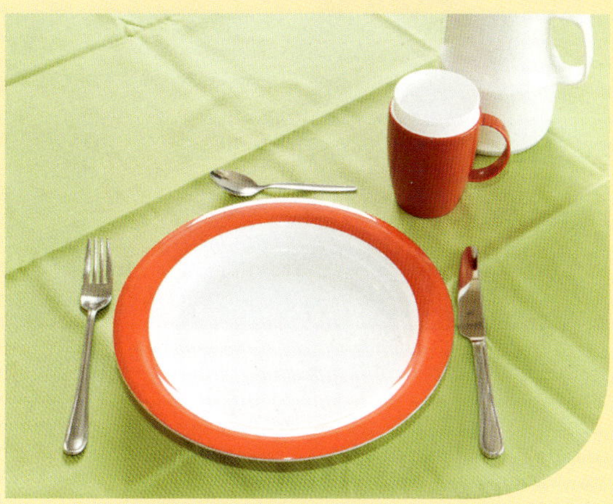

Tipps

- Schaffen Sie farblichen Kontrast zwischen Tischdecke und Geschirr, damit das Geschirr gut erkannt wird.
- Damit die Speisen gut erkannt werden, sollten sich diese farblich vom Teller abheben (z. B. bunter Teller, weißer Fisch).
- Die einzelnen Mahlzeitenkomponenten sollten verschiedenfarbig sein (z. B. weißer Fisch, gelbe Kartoffeln, grünes Gemüse).
- Legen Sie die einzelnen Mahlzeitenkomponenten etwas voneinander abgerückt auf den Teller, damit sie klar genug abgegrenzt sind.
- Vermeiden Sie aufwändige Dekorationen/Garnituren auf dem Teller, diese können zu Irritationen führen.
- Achten Sie darauf, dass Medikamente nicht übersehen werden, z. B. durch Reichen in einer Pillendose.

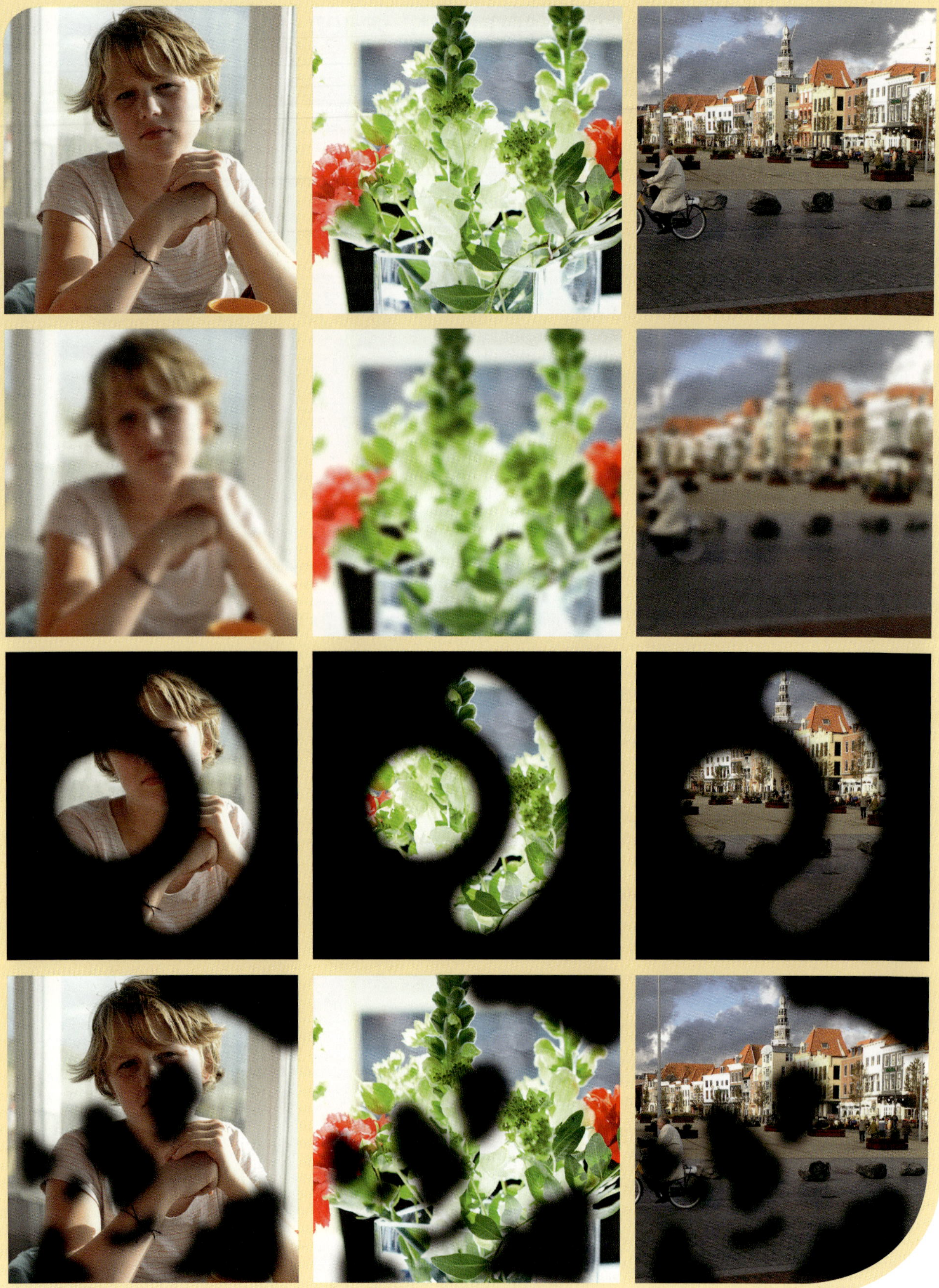

Normale Sicht

Grauer Star

Grüner Star

Diabetische Retinopathie

Schmecken

Auch die Geschmackswahrnehmung kann sich im Laufe der Zeit verändern. Die Anzahl der Geschmacksknospen im Mund nimmt im Alter ab, allerdings kann dies individuell und bei den einzelnen Geschmacksrichtungen in unterschiedlichem Maß erfolgen.

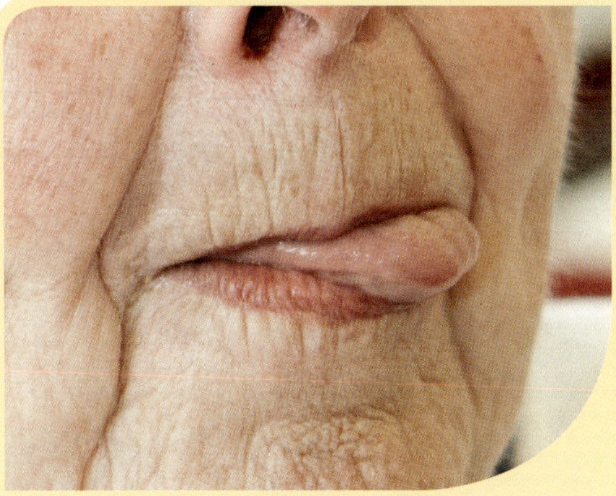

Folglich haben Senioren eine höhere Geschmackswahrnehmungsschwelle, das bedeutet, dass ein Geschmack erst in höheren Konzentrationen überhaupt wahrgenommen wird. Wenn also ältere Menschen klagen, früher habe es besser (und vielfältiger) geschmeckt, so liegt dies nicht nur an „den guten alten Zeiten", sondern auch an physiologischen Veränderungen.

Tipps

- Finden Sie nach Möglichkeit heraus, wie das Geschmacksempfinden der von Ihnen zu betreuenden Person ist.
- Würzen Sie die Speisen vielfältig und abwechslungsreich, um die Speisen möglichst aromatisch zuzubereiten. Verwenden Sie hierfür entweder frische oder getrocknete Kräuter und berücksichtigen Sie die Vorlieben der Tischgäste.
- Bedenken Sie, dass jedes Essen/Trinken auch Erinnerungen auslöst. Nutzen Sie positive Erinnerungen.

Riechen

Auch die Geruchsdifferenzierung nimmt im Alter ab. Dies wiederum beeinflusst den Appetit, der oft schon durch das bloße Riechen von frischem Brot oder Ähnlichem entsteht. Weiterhin ist Riechvermögen auch Voraussetzung für das volle Geschmackserleben (oft schmecken die Speisen fade, wenn man erkältet ist).

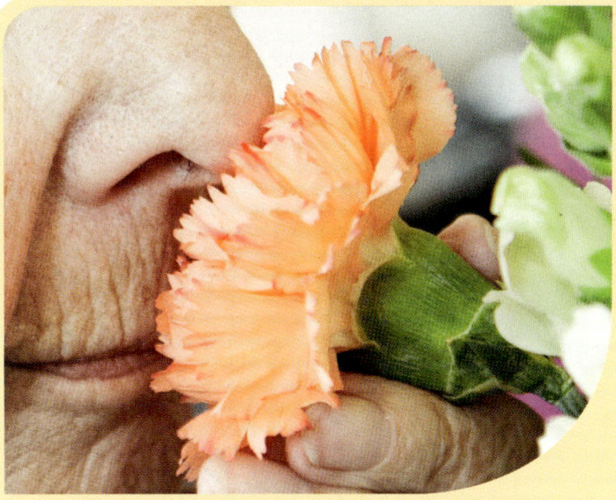

Tipps

- Machen Sie Appetit durch Gerüche: Stellen Sie eine Brotbackmaschine auf und lassen Sie den Duft von frischem Brot durch das Haus wehen. Brühen Sie den Kaffee frisch auf, braten Sie Speck oder Rührei an (dies kann mit minimalem Aufwand auch direkt im Zimmer mit einer kleinen Herdplatte erfolgen).
- Sorgen Sie stets dafür, dass nach dem Essen gut gelüftet wird – abgestandener Essensgeruch wirkt nicht gerade appetitfördernd.
- Fächeln Sie Bettlägerigen vor dem Anreichen den Geruch der Speisen zu.

Essen ist eine Symphonie der Sinne! Beim Essen und Trinken werden alle Sinne gleichermaßen angeregt: das Hören als Voraussetzung für Gespräche, das Wahrnehmen vom Klappern des Geschirrs als Vorbote des Essens, das Ertasten der Tischdecke, der Anblick des Tisches, der mit seiner farblichen Vielfalt zum Essen einlädt und schließlich der Geruch und Geschmack der Speisen. All das sollte anregen, angenehm sein und Freude bereiten. Essen ist damit eine Botschaft an die Sinne, die auch wortlos verstanden wird. Und damit ist Essen eine Einladung, die alle Sinne anspricht!

Verstopfung

Chronische Verstopfung ist weit verbreitet. Etwa 60 % der Erwachsenen sind in Deutschland zeitweise oder dauerhaft davon betroffen. Bei chronischer Verstopfung ist der Stuhl hart und die Darmentleerung nur durch starkes Pressen möglich. Der Stuhlgang erfolgt nur selten und unregelmäßig, meist alle drei bis vier Tage, häufig wird nur eine kleine Menge unter Anstrengung und Mühe, manchmal auch unter Schmerzen, ausgeschieden. Eine plötzlich auftretende länger anhaltende Verstopfung ohne ersichtlichen Grund muss untersucht werden.

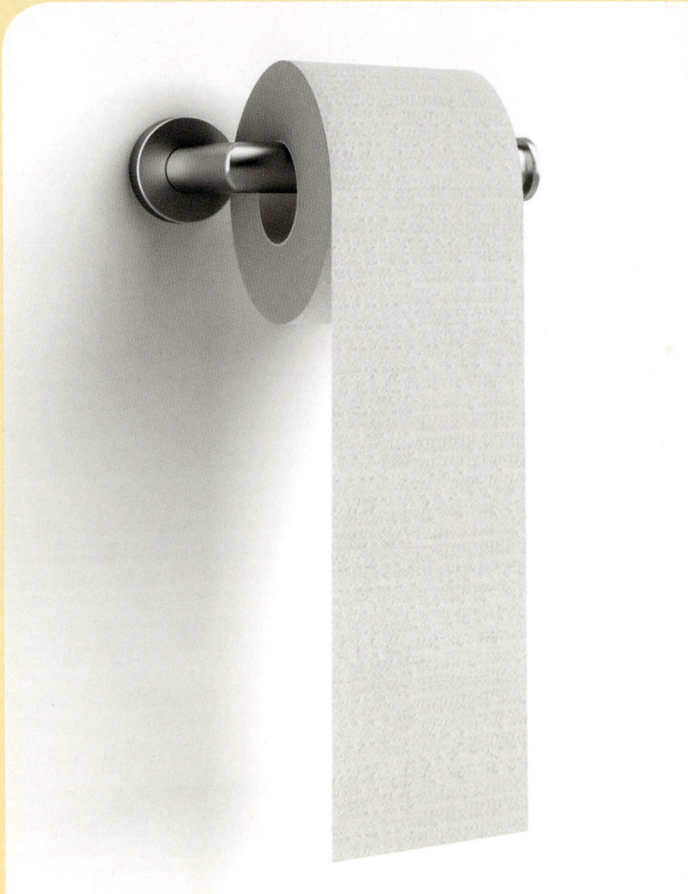

Ballaststoffgehalt
Der Richtwert für die tägliche Zufuhr liegt bei 30 g.

Feige, getrocknet (25 g)	2,4
Pflaume, getrocknet (25 g)	2,4
Roggenvollkornbrot (70–100 g)	5,7 – 8,1
Spinat, gekocht (135 g)	2,6
Erbsen, grün gekocht (135 g)	4,6
Weizenvollkornbrot (70–100 g)	5,2 – 7,4
Roggenmischbrot (70–100 g)	4,3 – 6,1
Möhren, roh (135 g)	4,9
Blumenkohl gekocht (135 g)	3,2

Quelle: http://www.aid.de/downloads/pyramide_tabelle_portionsgroesse.pdf
http://ernaehrungsstudio.nestle.de/start/fitnessvitalitaet/Fitness/trockenobst.htm

Ursachen

- psychischer Stress
- Gewöhnung an Abführmittel
- unzureichende Ballaststoff- und Flüssigkeitszufuhr
- Bewegungsmangel
- Medikamente
- Darmverschluss, Tumore

Folgen

- lange Verweildauer des Stuhls im Darm
- harter Stuhlgang
- Völlegefühl und Blähungen
- Appetitlosigkeit
- Hämorrhoiden (Spätfolge) durch starkes Pressen
- Divertikel (siehe Kapitel Divertikel)
- Komplikationen: Darmentzündungen, Dickdarmkrebs oder Divertikulose als mögliche Spätfolgen.

Tipps

- Auf ballaststoffreiche Lebensmittel umstellen, jedoch langsam und in Abstimmung mit dem Kau- und Schluckvermögen: Brot aus fein ausgemahlenem Vollkornmehl, Obst und Gemüse, evtl. (kurz) gegart.
- Ausreichende Flüssigkeitszufuhr beachten (mindestens 6 Gläser täglich). Dies gilt immer, aber ganz besonders bei ballaststoffreicher Kost, da es sonst zur Verstopfung kommt.
- Nahrung gründlich kauen.
- Darmtraining durch regelmäßigen Toilettengang zur gleichen Zeit, durch Bauchmassage und ausreichende Bewegung.
- Vorsicht vor Abführmitteln! Sie machen den Darm auf Dauer noch träger und führen zu Gewöhnung. Abführmittel langsam absetzen.

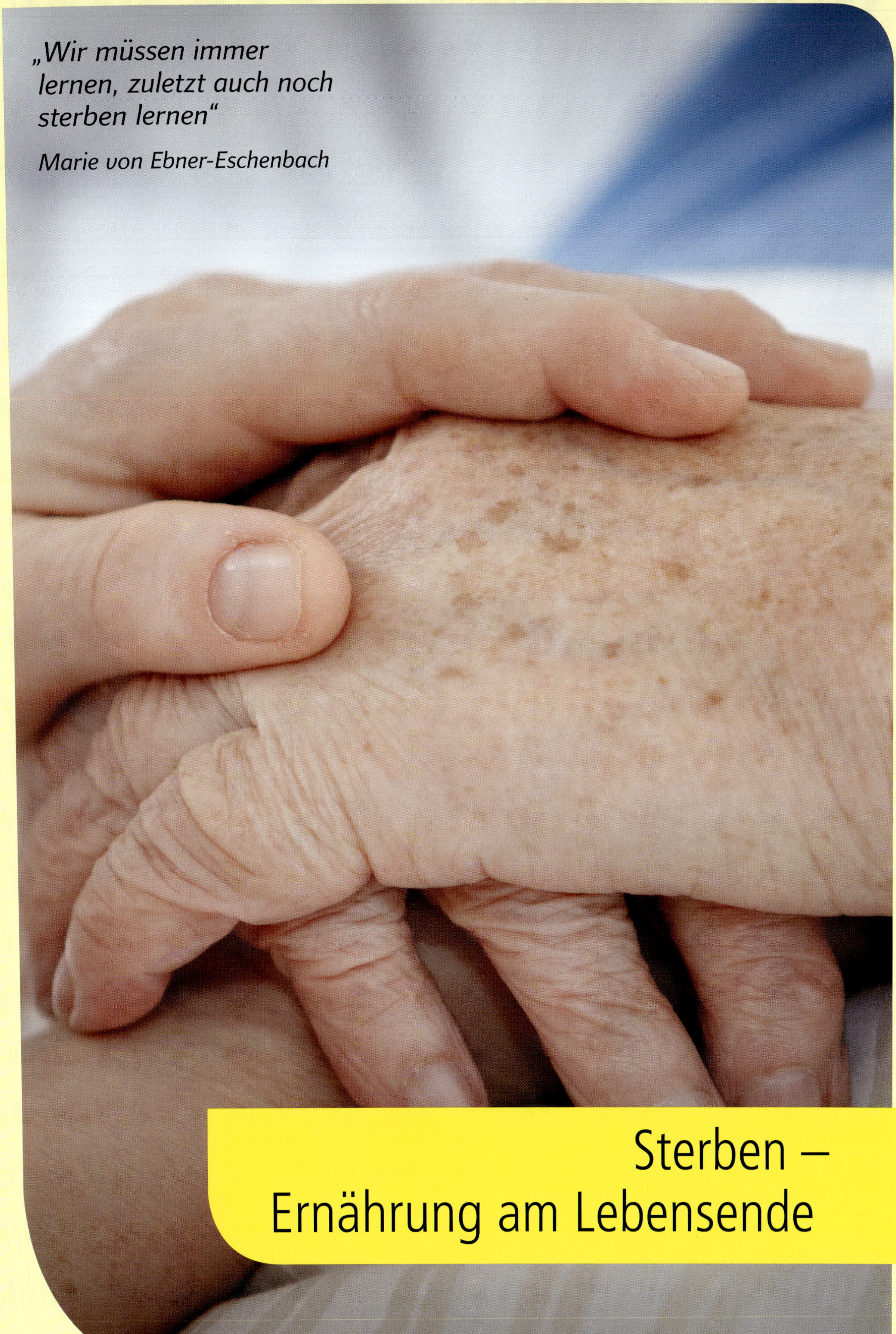

„Wir müssen immer lernen, zuletzt auch noch sterben lernen“

Marie von Ebner-Eschenbach

Sterben – Ernährung am Lebensende

Was will und was braucht ein Sterbender?

In der palliativen Pflege stellt sich oft die Frage, ob eine Weiterführung von Essen und Trinken durchgeführt werden soll. Diese Frage ist immer zugleich auch eine Sinnfrage, die Frage nach dem „Eigentlichen", nach der Ethik und einem würdevollen Sterben. Wie ein Sterbender würdevoll UND selbstbestimmt in diesem Prozess begleitet werden kann, stellt immense Herausforderungen an die Pflegenden und Angehörigen. Die Frage nach der Nahrungszufuhr, zumal der invasiven Nahrungszufuhr, muss ethisch sehr sorgfältig abgewogen werden. Es gibt keine allgemeine Antwort, sie kann nur in jedem Fall individuell gegeben werden. Entscheidend ist auch, in welchem Stadium sich die zu pflegende Person befindet.

Sterbende wissen in der Regel um ihre Situation. Sie spüren sehr genau, wie es um sie steht, auch wenn sie darüber nicht sprechen wollen oder können.

Oberstes Ziel sollte es sein, dem Menschen ein würdevolles, möglichst schmerzfreies, selbstbestimmtes Sterben zu ermöglichen. Daher ist der Wunsch des Sterbenden richtungsweisend.

In den häufigsten Fällen möchte ein Sterbender nichts mehr essen. Er hat weder Hunger noch Appetit, der Körper braucht keine Energie mehr. Das Gehirn schüttet bestimmte Botenstoffe aus, die zum Stress-Kreislauf gehören: Sie stellen Hunger und Durst ab. Man sollte den Sterbenden dann auch nicht zum Essen nötigen.

Für Angehörige ist das meist sehr schwer auszuhalten, sie haben das Gefühl, ihren Angehörigen verhungern und verdursten zu lassen. Hier ist es von höchster Bedeutung, dass Sie Aufklärungsarbeit und Hilfestellung leisten.

Tipps

- Am Lebensende besteht kein Verlangen nach Nahrung oder Flüssigkeit mehr – in diesem Falle nichts erzwingen! Der Mensch schaut nach innen und ist ganz auf sich und sein Sterben eingestellt. Dies zuzulassen bedeutet, den Menschen loszulassen, dessen Sterben anzunehmen. Es heißt aber auch, die Spannung auszuhalten und Verantwortung zu übernehmen, dem sterbenden Menschen diese Selbstbestimmung zu gewähren.
- Das Durstgefühl bleibt meist etwas länger erhalten. Geben Sie dem Sterbenden bei Bedarf mithilfe einer Schnabeltasse, einem Teelöffel oder auch mit einer Pipette kleine Mengen an Flüssigkeit. Oder befeuchten Sie die Lippen mit einer Kompresse, die mit Flüssigkeit getränkt ist, damit er dran saugen kann. Aber auch das Durstgefühl wird irgendwann verschwinden.

Manchmal haben Sterbende bestimmte Wünsche, die sie mit Essen und Trinken verbinden – diese sollten ihnen unbedingt erfüllt werden. Hier drei Beispiele:

- Ein Sterbender möchte mit anderen gemeinsam essen und trinken. Er hat den Wunsch verbunden/vergemeinschaftet zu sein.
- Ein Sterbender hat den Wunsch nach einem Abendmahl. Diese Form der Nahrung bietet Trost, Halt und Zuversicht für den Sterbenden – aber auch für dessen Angehörige.
- Ein Sterbender hat einen letzten Wunsch, etwa noch einmal dieses oder jenes zu kosten. Auch hier kann Nahrung Trost und Freude bereiten, gerade auch Angehörigen, die hier etwas für ihren Angehörigen tun können.

Das Wichtigste ist: Den Sterbenden begleiten, einfach „da" sein, die Hand halten, berühren, die verbleibende Zeit gemeinsam zu erleben und in Ruhe, Gelassenheit, Liebe, Wärme und Zuneigung zu verbringen und den Menschen dorthin zu begleiten, wo es – menschlich betrachtet – kein Zurück gibt. Das ist der schwerste und doch größte Liebesdienst, den wir unserem sterbenden Patienten und/oder Angehörigen vermitteln können.

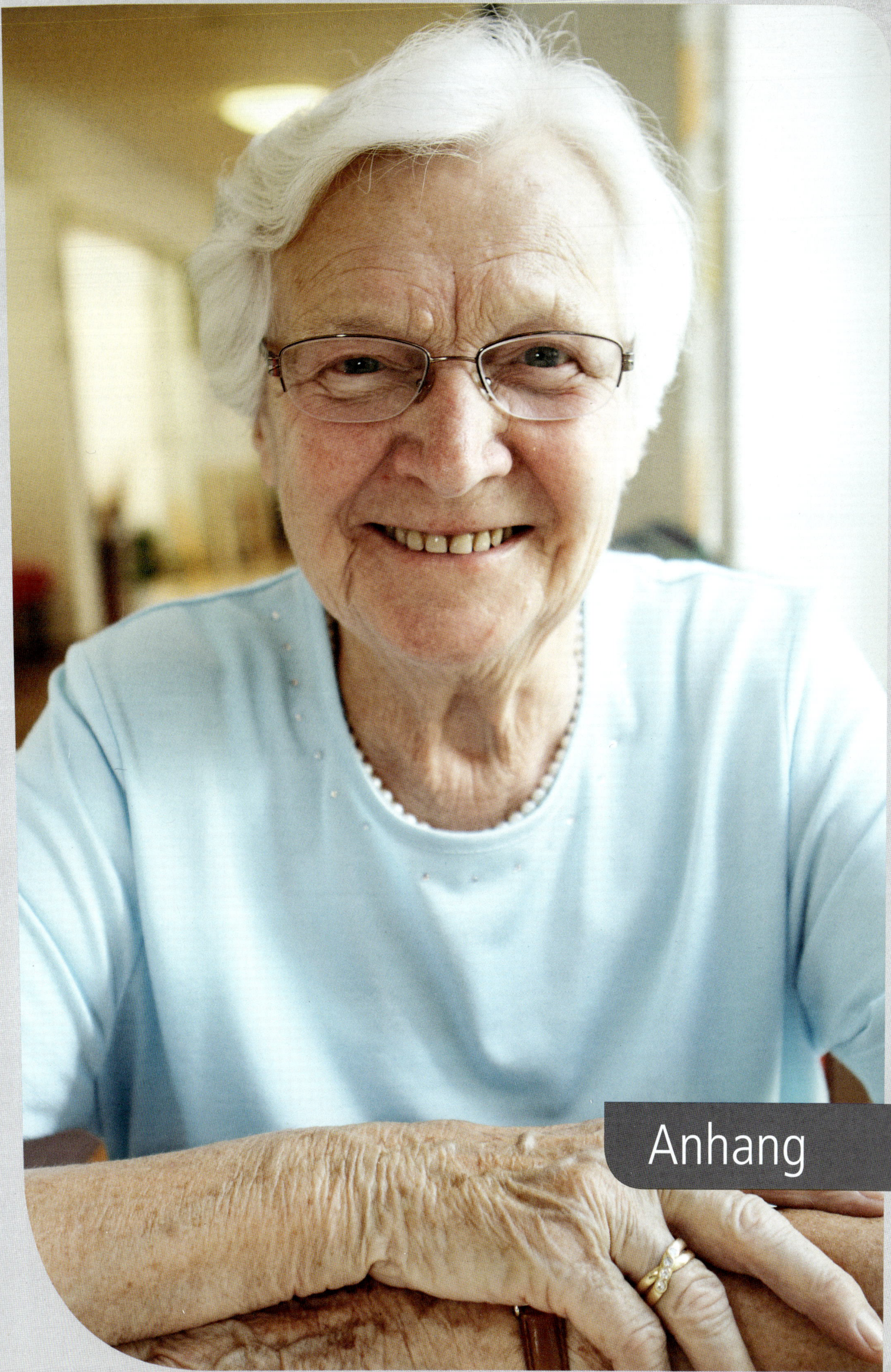

Anhang

Die aid-Ernährungspyramide

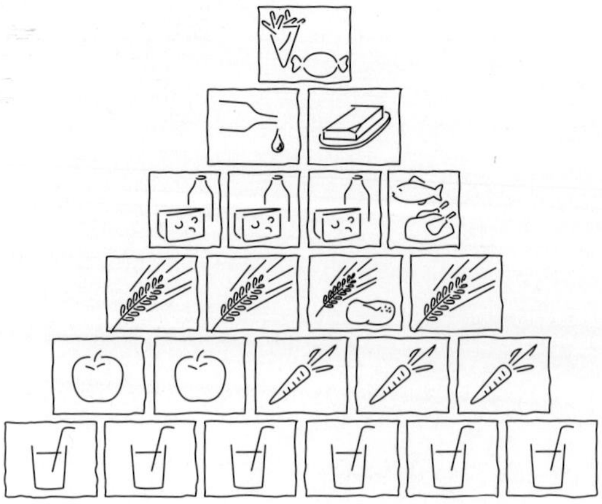

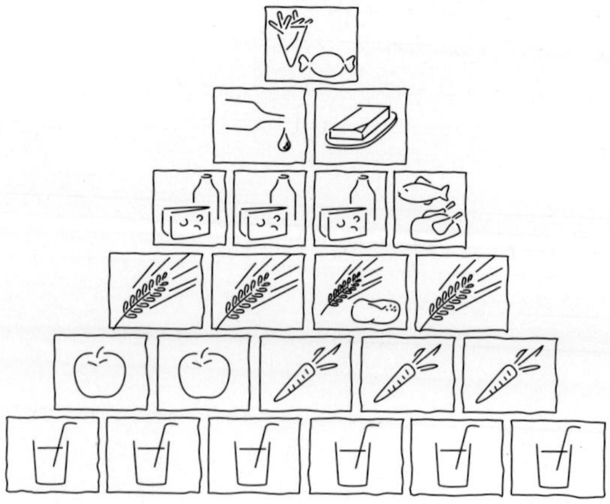

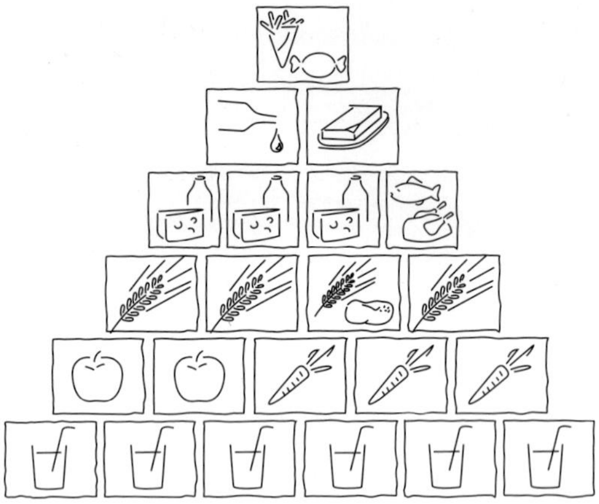

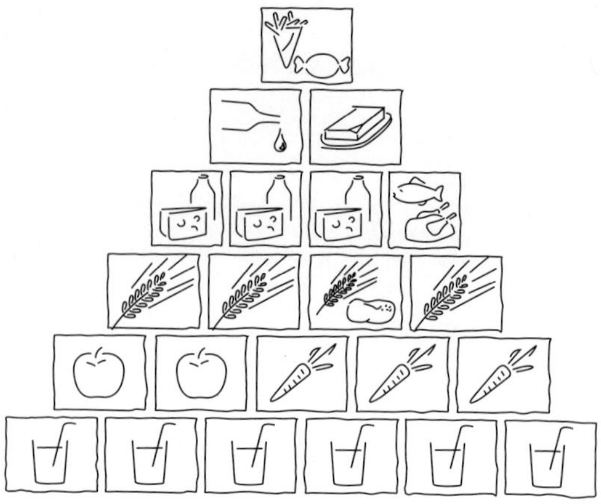

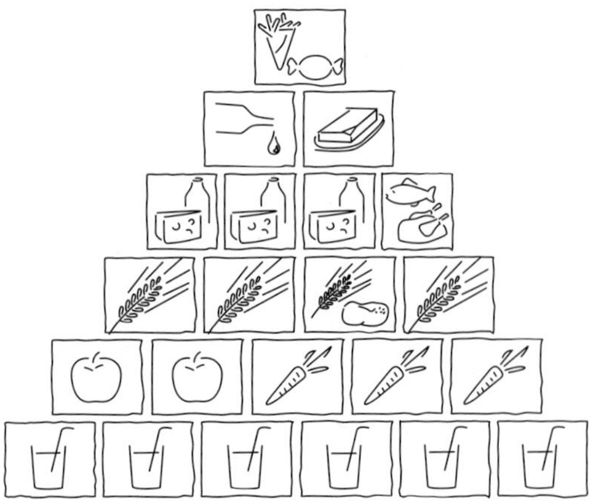

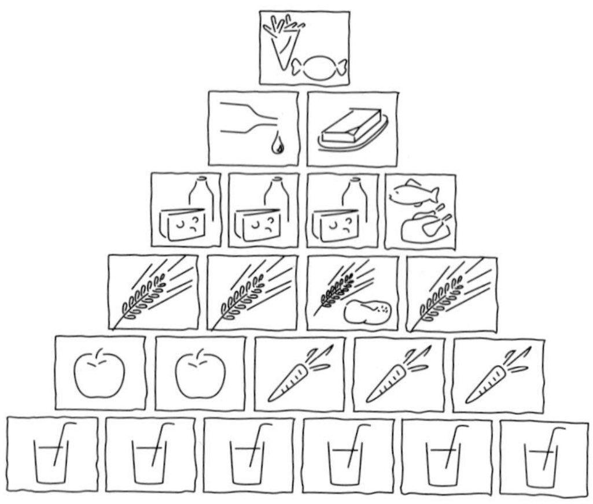

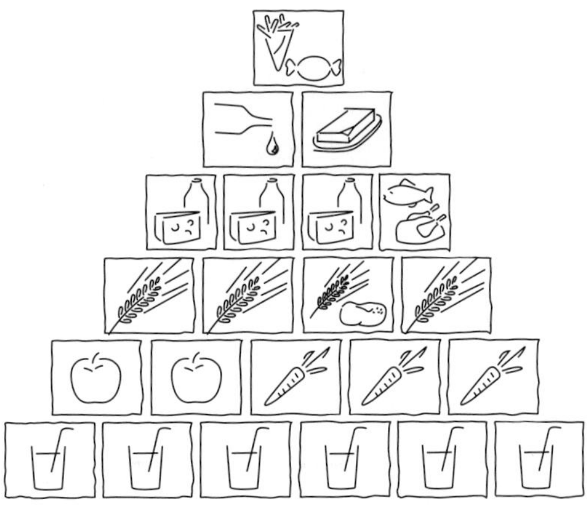

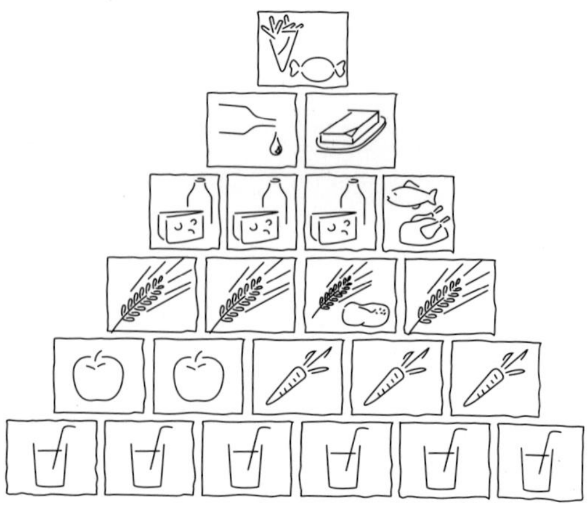

Trinkprotokoll

Name: ______________________________

Tag und Datum: ______________________________

Tageszeit	Getränk	Menge (1 Tasse, 1 Glas, etc)	Menge (ml)
Vor dem Frühstück			
Frühstück			
Zwischendurch			
Mittagessen			
Zwischendurch			
Abendessen			
Nach dem Abendessen			
Summe (ml)			

Gewichtsprotokoll

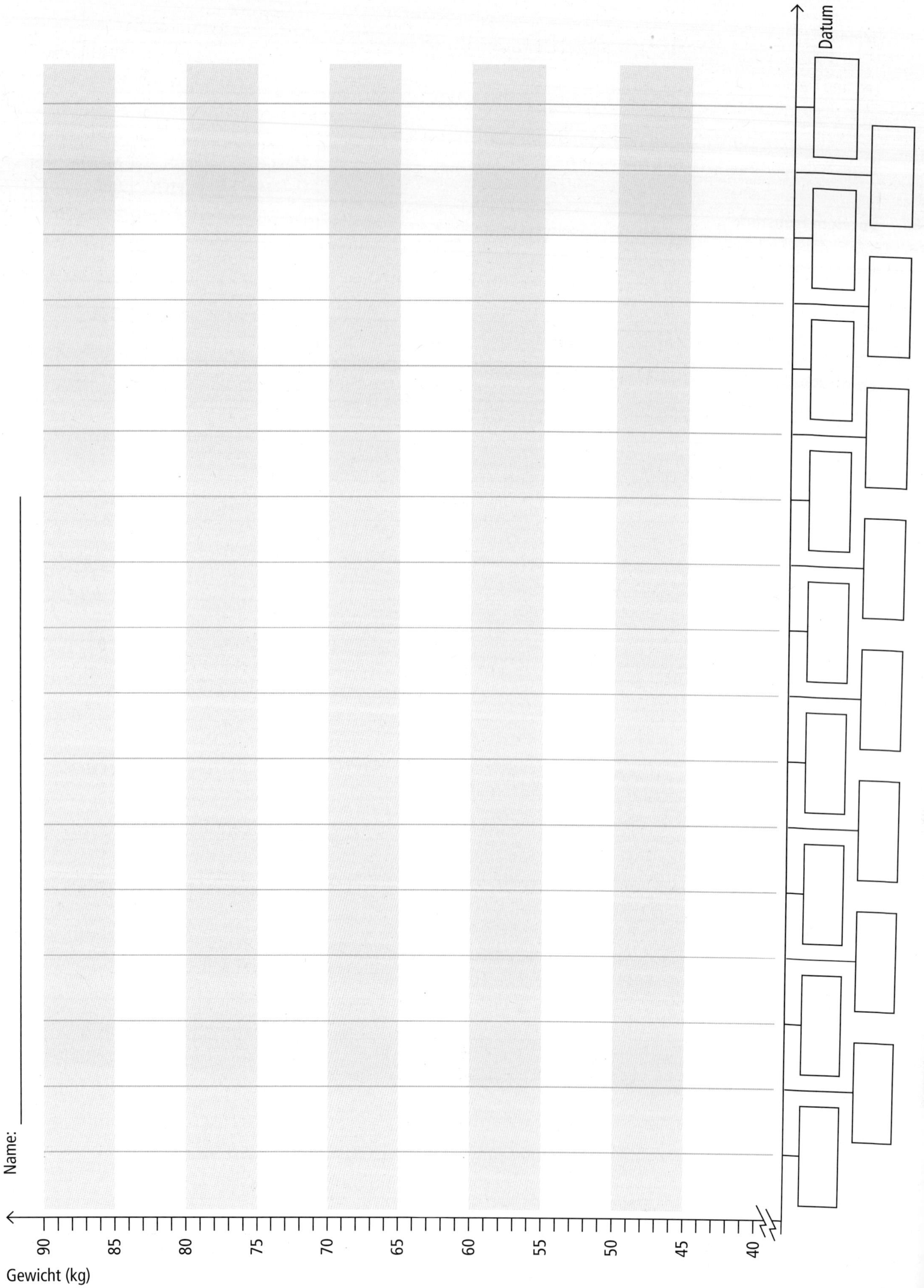

„Bei uns gibt es dann immer ..." Genuss an Festtagen

- ca. **30 Minuten** (je nach Gruppengröße)
- bis **20 Personen**, bei größeren Gruppen als Kleingruppenarbeit
- evtl. **Gegenstände** oder **Lebensmittel**, die zur Art des Festes passen (Ostereier, Weihnachtsbaumkugeln etc.)

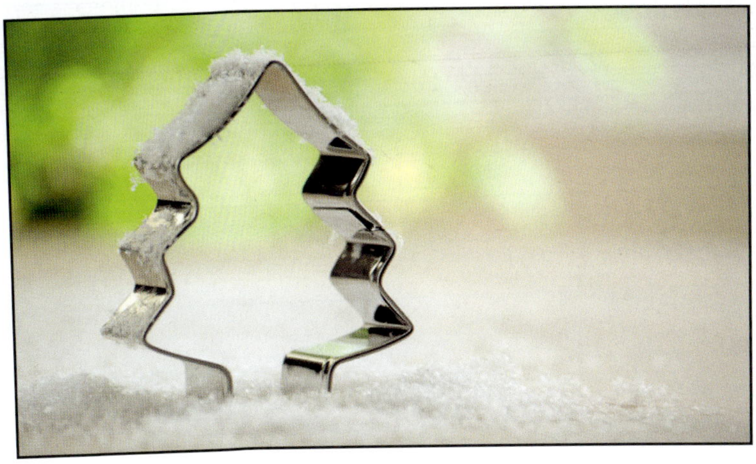

Foto: © emmy, fotolia.de

Welche Bräuche und Gewohnheiten habe ich an Festtagen?
Teilnehmer/-innen tauschen sich über typische Bräuche und Sitten bei Festen aus und nehmen Bezug zum Thema Genuss in der Gemeinschaft.

Fachliche/ pädagogische Zielsetzung	- Gegenseitiges Kennenlernen - Austausch über Erfahrungen und Einstellungen
Zielsetzung Food Literacy	- Bewusst werden und Ausdrücken der eigenen Einstellungen zum Essen in der Gemeinschaft - Wahrnehmen der Vielfalt der verschiedenen Zugänge und Einstellungen, die es in der Gruppe gibt - Reflektieren der eigenen Einstellungen
Zielgruppe	Alle, besonders interessant, wenn verschiedene Generationen zusammenkommen. Auch für Alphabetisierungskurse geeignet.
Methode(n)	Kleingruppe, Plenum
Vorbereitung	Fragen für die Kleingruppe bzw. Plenum vorbereiten, z. B.: Wie wird in Ihrer Familie Ostern gefeiert? Wie haben Sie als Kind Ostern gefeiert? Was gehört zum Oster-Menü unbedingt dazu? Worauf können Sie verzichten?
Ablauf	▶ Austausch in Kleingruppen ▶ Austausch im Plenum ▶ Nach Bedarf Vertiefung, z. B.: Was macht bei Ihnen ein gemeinsames Essen zu einem guten Essen? (z. B. Ort, Tischdekoration, Dauer, Aussehen der Speisen, Geschmack, Ambiente, gemeinsame Tischsitten)
Varianten	Je nach anstehenden Festen modifizierbar
Bemerkungen/ Erfahrungen	Diese Übung ist besonders gut geeignet, wenn ein traditionelles Fest (z. B. Ostern, Zuckerfest) bevorsteht oder gerade stattfand. Feste der Herkunftsländer der Teilnehmer/-innen bzw. des Landes/der Länder der Zielsprache berücksichtigen.

* Diese Übung beruht auf Ideen der Hochschule Coburg. Aus: Food Literacy 3971/2009

Meine Essbiografie – Reflektieren der eigenen Essgewohnheiten früher und heute

45–90 Minuten (je nach Gruppengröße), Einzelarbeit ca. 15 Minuten, Diskussion im Plenum ca. 15 Minuten

bis **15 Personen**

Flipchart-Papier, farbige **Stifte**

Foto: © Ihar Ulashchyk – Fotolia.com

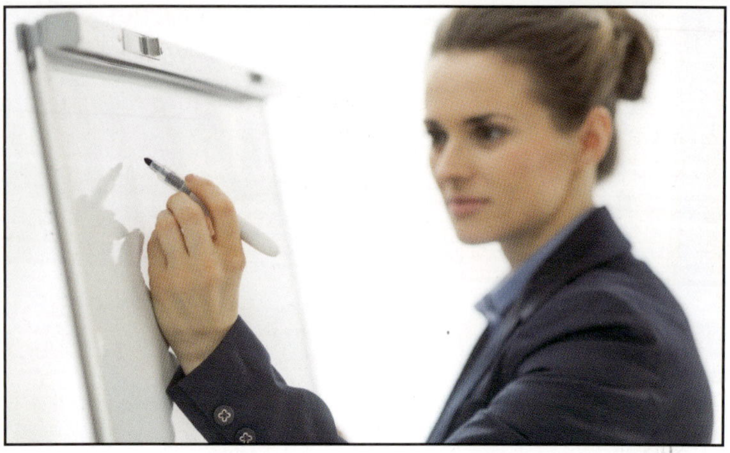

Essgewohnheiten in Gegenwart und Vergangenheit
Biografiearbeit; anhand einer Zeitskala werden Merkmale der Essgewohnheiten reflektiert, visualisiert und diskutiert.

Fachliche/ pädagogische Zielsetzung	- Interkulturelle Unterschiede kennenlernen - Kann neugierig machen auf interkulturelles Lernen - Förderung der Wertschätzung des Andersseins durch Entdecken von Besonderheiten und Gemeinsamkeiten - Sprachkurs: Grammatik: Zeitformen der Verben, Konjunktive (z. B.: Was würde ich gerne wieder essen?)
Zielsetzung Food Literacy	- Reflexion der eigenen Essgewohnheiten und der prägenden Ereignisse, Umstände etc. - Austausch über kulturell geprägte Essgewohnheiten und Rituale
Zielgruppe	Alle, besonders interessant für Personen mit Migrationshintergrund (Essgewohnheiten in der Heimat und jetzt) und für Senioren/-innen (früher und heute)
Methode(n)	Einzelarbeit, Diskussion in Zweiergruppen und im Plenum
Vorbereitung	Keine

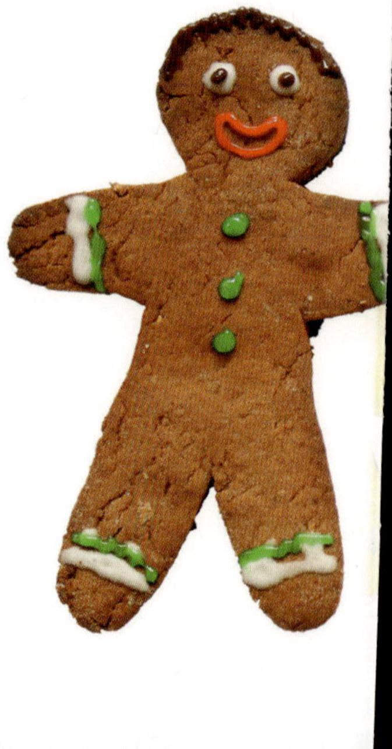

Ablauf

- Jede/r Teilnehmer/-in erhält einen Bogen Flipchart-Papier und zeichnet darauf eine Zeitachse und markiert an der Zeitachse Ereignisse wie Einschulung, Schulabschluss, Beginn der Berufstätigkeit, Heirat, Umzug, Geburt von Kindern.
- Jede/r Teilnehmer/-in trägt besondere Merkmale ihrer/seiner Essgewohnheiten in die Zeitachse ein. Folgende Fragen können zur Orientierung dienen:
  - Welche Gerichte haben meine Kindheit geprägt? Wie wurden die Mahlzeiten in der Familie gestaltet? Wie habe ich mich bei den Mahlzeiten gefühlt? Wie häufig wurde gemeinsam gegessen?
  - Welche Essensregeln galten in der Kindheit/Jugend? Was hat sich verändert? Was gilt heute noch?
  - Welche Gerichte esse ich heute besonders gern? Wie nehme ich meine Mahlzeiten heute ein? Wie häufig esse ich gemeinsam mit anderen Menschen?
  - Wie stark war/ist mein Essen selbst- oder fremdbestimmt?

Die jeweiligen Ergebnisse werden in Zweiergruppen präsentiert und diskutiert. Danach kurzer Erfahrungsaustausch im Plenum (keine ausführliche Diskussion)

Varianten

Variante 1: Die Teilnehmer/-innen beschäftigen sich anhand einer Zeitachse mit besonderen Ereignissen, um sich zu erinnern, wie damals gegessen wurde (z. B. Kindergeburtstag, Einschulung, Hochzeit, Beschneidungsfest, Zuckerfest). Ziel ist, interkulturelle Essrituale zu vergleichen.

Variante 2: Wenn Eltern im Kurs anwesend sind, kann auch das Thema Einfluss des Lebensstils in der Familie und der Erziehung auf das Essverhalten von Kindern besprochen werden.

Variante 3: Rezept der Lieblingsspeise aus der Kindheit kann beschrieben werden. Gibt es die Zutaten in Deutschland überhaupt?

Variante 4: Die Teilnehmer/-innen überlegen, wie und wo sie in der Zukunft essen werden, was sich verändern wird (Vision).

Bemerkungen/ Erfahrungen

- Erfordert eine gute Vertrauensbasis in der Gruppe
- Eignet sich besonders gut für Personen mit Migrationshintergrund, um zu reflektieren, wie sie in ihrer Heimat gegessen haben und wie sie jetzt in Deutschland essen.

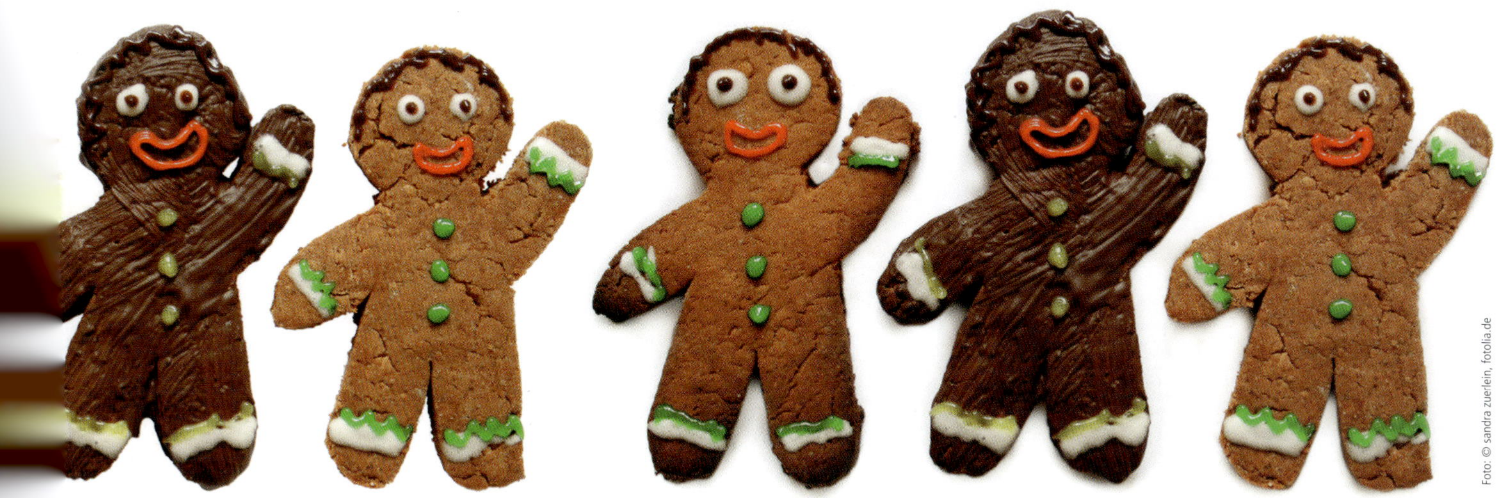

Foto: © sandra zuerlein, fotolia.de

Literaturtipps

DGE Qualitätsstandard zur Verpflegung in stationären Senioreneinrichtungen
Kostenloser Download unter: http://www.fitimalter-dge.de

DGE Qualitätsstandard Essen auf Rädern
Von der DGE mit zahlreichen Experten/-innen erarbeitete Qualitätsstandards: Die Broschüre richtet sich eigentlich an die Hersteller und Lieferanten von Essensdiensten, liefert aber auch dem Senior viele Hinweise, wie er ein vorliegendes Angebot bewerten kann.
Kostenloser Download unter: http://www.fitimalter-dge.de

Sicher verpflegt: Besonders empfindliche Personengruppen in Gemeinschaftseinrichtungen
Eine Handlungsempfehlung des Bundesinstituts für Risikobewertung (BfR) und der BfR-Kommission für Hygiene. Die Hinweise sollen die Verantwortlichen in den Einrichtungen, die regelmäßig besonders empfindliche Personengruppen verpflegen, bei der Umsetzung der bestehenden rechtlichen Bestimmungen unterstützen. Kostenloser Download unter www.bfr.bund.de

Verbrauchertipps: Schutz vor Lebensmittelinfektionen im Privathaushalt
Das Bundesinstitut für Risikobewertung (BfR) gibt Empfehlungen für Verbraucherinnen und Verbraucher, die sich und ihre Familien durch einen hygienischen Umgang mit Lebensmitteln vor Erkrankungen schützen möchten.
Kostenloser Download unter www.bfr.bund.de

Hygieneregeln in der Gemeinschaftsgastronomie
Die Hygieneregeln von BfR und aid informieren kurz und knapp, auf welche Dinge es für Mitarbeiter in der Gemeinschaftsgastronomie in der täglichen Küchenpraxis ankommt.
Kostenloser Download unter www.aid.de

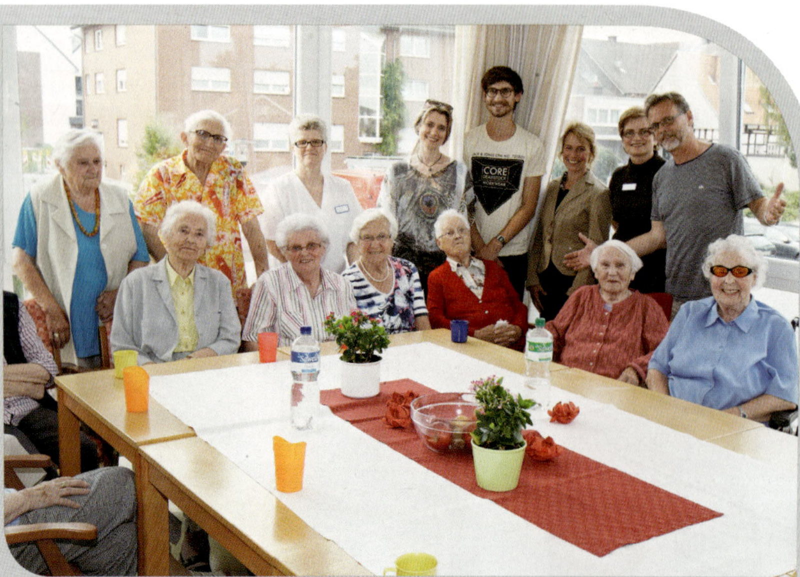

Wir bedanken uns herzlich bei den Bewohnern und Pflegekräften von Haus Widum für die tolle Unterstützung!

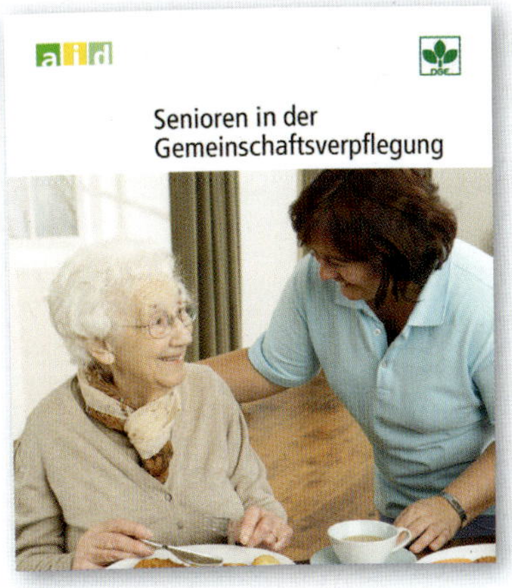

Senioren in der Gemeinschaftsverpflegung

Wie sieht eine vollwertige Ernährung für Senioren aus? Was ist bei der Verpflegung in Einrichtungen und bei bestimmten Krankheiten zu beachten? Das Nachschlagewerk liefert praxisrelevante Antworten und wichtiges Hintergrundwissen in der Altenpflege. Einflüsse altersbedingter Veränderungen auf die Ernährung werden ebenso erläutert wie besondere Kostformen. Für den Verpflegungsalltag in stationären Senioreneinrichtungen gibt es Praxistipps zu allen relevanten Bereichen, wie z. B. zur Essatmosphäre, zu Essen auf Rädern, zu rechtlichen Aspekten und dem Qualitätsmanagement. Konzepte aus der Praxis zeigen, wie Einrichtungen die Bewohner bei der Verpflegung in den Mittelpunkt stellen können. Der Ordner basiert auf den aktuellen DGE-Qualitätsstandards.

Beratungsmaterial Ringordner, DIN A4, 270 Seiten,
Bestell-Nr. 3840,
Preis: 35,00 €

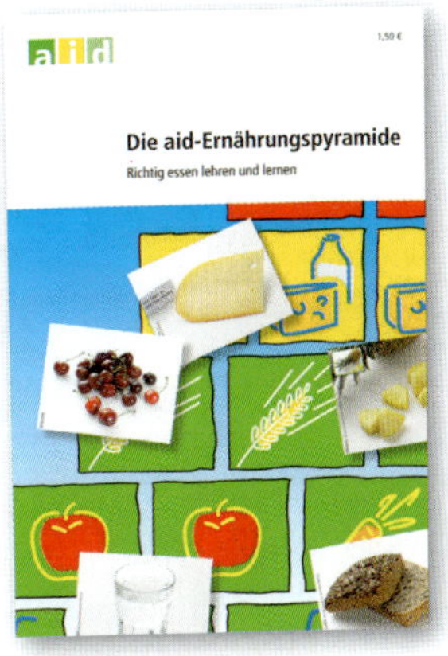

Die aid-Ernährungspyramide – Richtig essen lehren und lernen

Das Heft liefert Hintergrundinformationen und didaktische Anregungen zum Einsatz der aid-Ernährungspyramide in unterschiedlichen Kontexten. Es erklärt den Aufbau der Pyramide und das damit verknüpfte Portionenmodell. Außerdem gibt es Tipps und Infos zum Einsortieren der Lebensmittel in Lebensmittelgruppen, zu den Portionsgrößen, zur Mahlzeitenzusammenstellung und zum Thema Bewegung. Das Heft erklärt außerdem, wie das Modell konkret in der Beratung eingesetzt werden kann.

Heft Print, DIN A5, 36 Seiten,
Bestell-Nr. 3899,
Preis: 1,50 €

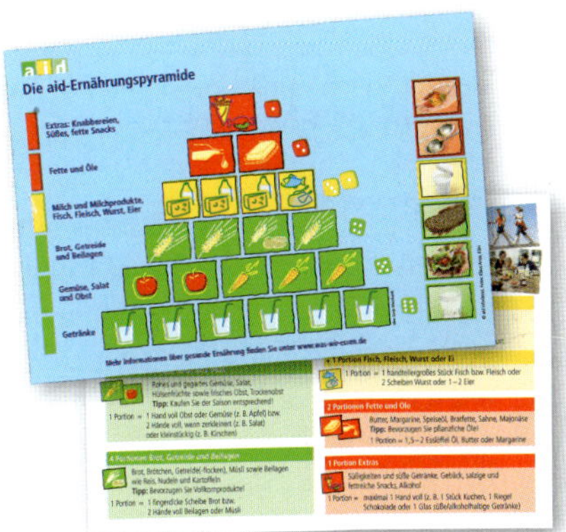

Die aid-Ernährungspyramide – DIN-A5-Karten im 10er-Pack

Die aid-Ernährungspyramide gehört zu den Klassikern unter den anerkannten Ernährungsmodellen. Die beidseitig bedruckten Karten eignen sich aufgrund ihres praktischen Formats ideal zur Weitergabe an Patient/-innen und Schüler/-innen. Zusätzlich zur Pyramidenabbildung auf der Vorderseite finden sich auf der Rückseite leicht verständliche Informationen zu allen Lebensmittelgruppen und zum Aufbau des Modells. Der besondere Clou: Die Karten sind abwischbar. So können kleine und große Patienten immer wieder ihre täglichen Portionen abstreichen, ohne dass die Karte unbrauchbar wird. Ideal für Beratung und Schulen.

Beratungsmaterial Medienpaket, DIN A5, 2 Seiten,
10 Stück in einem Pack, Bestell-Nr. 3923,
Preis: 4,00 €

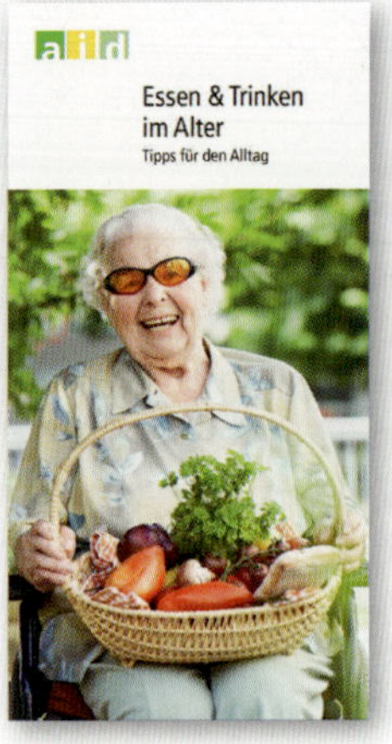

Essen & Trinken im Alter
Tipps für den Alltag

Die wichtigsten Tipps für den Senior/die Senioren, kurz und einfach zusammengefasst:

- Appetit: Essen mit Lust und Genuss
- Trinken - auch ohne Durst
- Hilfsmittel machen das Leben leichter
- Bewegung: Bleiben Sie in Schwung
- Essensdienste: Das Essen kommt zu Ihnen
- Hygiene: Schutz vor Lebensmittelinfektionen

Diese Kompaktinfo ist zur Weitergabe an Ihre Klienten/Patienten gedacht. Sie können sie kostengünstig im 10erPack bestellen.

Kompaktinfo, DIN lang, 8 Seiten, Bestell-Nr. 0375,
Preis: 2,50 € (10 Stück)

Die aid-Ernährungspyramide – Wandsystem mit Fotokarten

Das Pyramiden-Wandsystem ist ideal für Kindergarten, Schule, Beratung und Vorträge. Es besteht aus einem mit der Pyramide bedruckten Tuch, das sich mithilfe der Ösen an der Wand befestigen lässt oder im Stuhlkreis auf den Boden gelegt wird. Die 190 Fotokarten stellen eine Vielzahl von Lebensmitteln dar, von denen genau eine Portion in Originalgröße gezeigt wird.

Bestandteile: 190 Lebensmittelkarten, 22 Portionskarten, 50 Haken zur Befestigung der Fotokarten, 3 Bewegungskarten, 1 Mahlzeitenkarte, 1 Wandsystem aus Stoff, 1 Heft Die Ernährungspyramide – Richtig essen lehren und lernen, 8 Blankokarten

Bestell-Nr. 3884,
Preis: 79,00 €

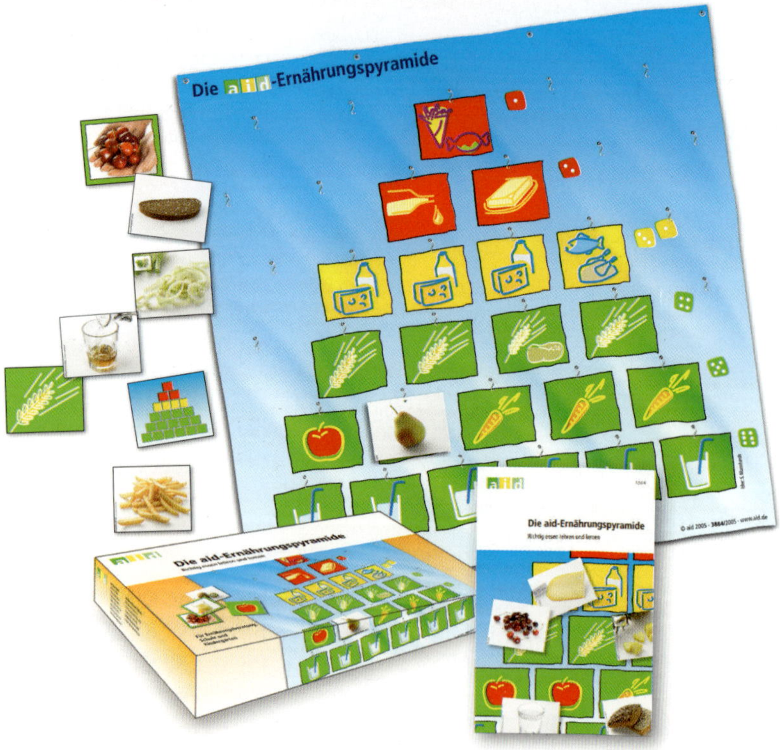

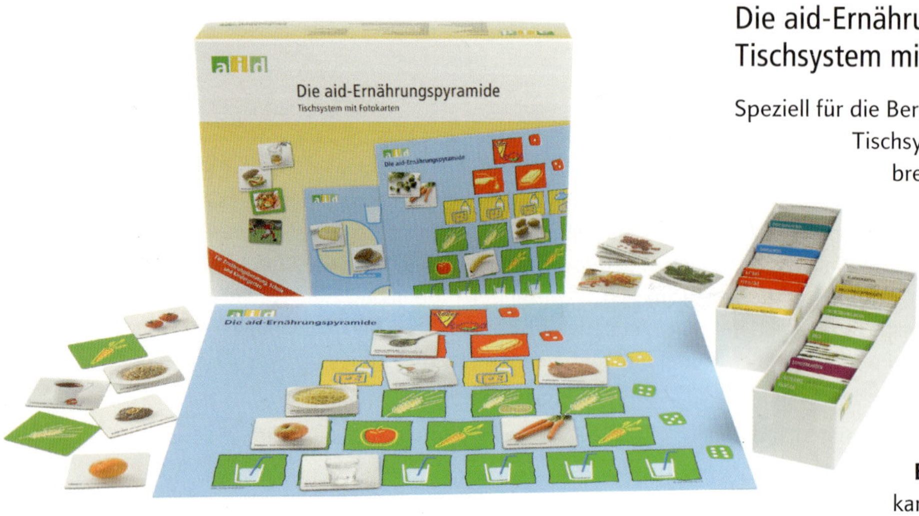

Die aid-Ernährungspyramide – Tischsystem mit Fotokarten

Speziell für die Beratung wurde das handliche und kompakte Pyramiden-Tischsystem entwickelt. Es besteht aus einem Pyramidenbrett sowie einem Brett mit der Tellerebene. Die 190 Fotokarten stellen eine Vielzahl von Lebensmitteln dar, von denen genau eine Portion in Originalgröße gezeigt wird. Mögliche Beratungsansätze sind zum Beispiel die Einordnung der Lebensmittel in die verschiedenen Lebensmittelgruppen, die Erläuterung einer Portionsgröße oder der Abgleich des eigenen Essverhaltens mit den Vorgaben der Pyramide.

Bestandteile: 22 Portionskarten, 3 Bewegungskarten, 1 Mahlzeitenkarte, 8 Blankokarten, 2 Spielpläne, 1 Heft Die Ernährungspyramide – Richtig essen lehren und lernen, 190 Lebensmittelkarten

Bestell-Nr. 3295, Preis: 59,00 €